JN093311

続々・ドラ先生の独り言

鈴木クリニック院長

鈴木 亨

SUZUKI SATORU

青山ライフ出版

CONTENTS

人生・生き方についての独り言

医学・医療についての独り言

社会・世の中についての独り言

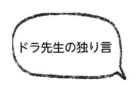

はじめに

　昭和55年3月に新潟大学医学部を卒業して以来、"大学で腎臓病の研究をする"との考えできた私が、大学を辞して個人医院を開くことにした理由はいくつか挙げられます。

　まず第一に、平成7年4月に福井医科大学（現：福井大学医学部）に転任してから後の単身赴任生活8年間に2人の息子と妻に対して父親あるいは夫としての責務を十分果たしてきたかとの反省であり、まだ、これからでもその責務を果たすのには遅くないとの思いでした。次いで、国立大学の独立行政法人化の問題も含め、今後の日本の社会（大学）の動向を考えたとき、自分の能力を十分出し切った人生として、後悔しないのかとの自問自答の結論と、文部科学省の方針に従って大学生活を送ることに対する疑問でした。しかし、最大の理由は、日本人

男性の平均寿命が私達の世代では、約80歳前半になる予測があり、定年で大学を辞した後、約20〜30年間を社会的使命を担いながら、生き甲斐を持ちつつ、自己責任のもと一生医師として行くことができる状況を築くことが重要と "悟りをひらいた" 結果です。

　現在32名のスタッフが医療業務をこなしていますが、経営者になって初めて、雇用される立場と雇用する立場の違いを理解することができました。今までは、研修医、大学病院の医員・文部（科学）省教官（助手・助教授）・学校医、出張病院の勤務医あるいはアルバイト先のパート医として雇用される側の気持ちや都合しか分かりませんでしたが、開院して初めて雇用者側の意識を実感しています。少なくとも、この違いが体験できただけでも、開院した価値があると思っています。

　大学での研究生活をしていた時は、自分の研究成果を一流の医学雑誌に載せることで自らの研究の価値を知ることができました。また、そのことは、無言ではありますが、周囲の批判に対する学問的な反論と考えていました。しかし、個人医院を開いてからは、診療・医院の経

営・介護保険の審査委員・学校医・医師会業務そして学会出張など仕事に追われて、自分自身を客観的に見つめる時間が取れなくなり、さらに、院長という立場から批判・忠告・アドバイスなどが直接的に耳に入らないようになりました。このような状況の中で、つねに自分を省みる気持ちを持ち続けるために、開院からちょうど10年を経過した頃から、医療を含めた社会情勢の趨勢や身の回りで起こることに対する考え方や思いを発信し世に問うことにより、自分の立ち位置を確認したい気持ちに駆られるようになりました。

町医者として日常の診療の中で感じたことや疑問に思うこと、さらには周囲で起こる様々な出来事について独り言をつぶやきます。どうぞ、ご自身の感性で一瞬でも感動や共鳴を感じていただければ、この本を著した意義が示されて望外の喜びです。

　　　　平成27年春　夜間透析診療中の医局にて

追記：

　"ドラ"は学生時代からのニックネームでしたが、同級生同士で麻雀を覚えた当初、ドラが7つもつくことが頻回にあったためドラエモンと命名されたのが由来です。大学の医局へ入局後も、どういう経路で伝わったのか今でも不明ですが、先輩医師と同期から"ドラ"、"ドラちゃん"、"ドラエモン"そして病棟看護師（当時は看護婦）の皆さんからは"ドラ先生"と親しみを込めて呼ばれることがありました。

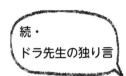

はじめに

　平成14年11月から大学医学部を辞して個人クリニックを開院することになり、地域医療や医院の経営などに忙殺されてきました。そのため、医療を含めた社会情勢の趨勢や身の回りで起こることに対する考え方や思いを発信し世に問うことにより、自分の立ち位置を確認したい気持ちに駆られるようになり、平成27年に「ドラ先生の独り言」を出版しました。

　その後も、折に触れて心に感じることがあると、エッセイとして書き溜めてきました。既に書き終えた文章の内容をいくつも読み続けていくうちに、自分は〝なぜ、このようなエッセイを書いているのか？〟との疑問が湧いてきました。

　私は、開院してからは朝の診療開始前にシャワーを浴びることが習慣となっていますが、シャワーを浴びてい

る間は、無心の状態になることがあり、突然に頭の中に漠然とした考えが閃くことがあります。先日、朝のシャワーを浴びていた最中に、"自分がエッセイを書き続けている理由は、自分探しをしているのでは"との考えが浮かびました。

　自分の書いた様々なテーマの文章の内容を詳細に読んでみていくと、自分の考え方、物事の捉え方、感性を感じることに、改めて気付かされました。

　"続・ドラ先生の独り言"は、ある意味「自分は何者なのか」あるいは「自分はこういう考え方をする人間なのか」に対する答えを求めた、"自分探しの旅"なのかもしれません。

　どうぞ、ご自身の感性で一瞬でも感動や共鳴を感じていただければ、この本を著した意義が示されて望外の喜びです。

　　　　平成30年秋　夜間透析診療中の医局にて

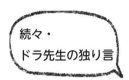

はじめに

　平成14年11月から大学医学部を辞して個人クリニックを開院することになり、医療を含めた社会情勢の趨勢や身の回りで起こることに対する考え方や思いを発信し世に問うことにより、自分の立ち位置を確認したい気持ちに駆られるようになり、平成27年に「ドラ先生の独り言」を出版しました。

　その後、「自分は何者なのか」あるいは「自分はこういう考え方をする人間なのか」に対する答えを求めた、"自分探しの旅"として、「続・ドラ先生の独り言」を出版しました。

　平成の後、徳仁（第126代天皇）が即位して、大化以降248番目の元号「令和」が2019年5月1日から始まって間もない頃から、新型コロナウィルス感染症が世界中に大流行して令和２年10月には世界の感染者数が4000万人

11

を超える状況となり、今までの生活環境が大きく変化を
遂げつつあります。

　これらの"大きな歴史のうねり"に呑み込まれない
で、自分自身の立ち位置を確認するためにも、このたび
「続々・ドラ先生の独り言」を出版することにしました。

　どうぞ、ご自身の感性で一瞬でも感動や共鳴を感じて
いただければ、この本を著した意義が示されて望外の喜
びです。

　　　　　令和2年秋　夜間透析診療中の医局にて

人生・生き方についての

独り言

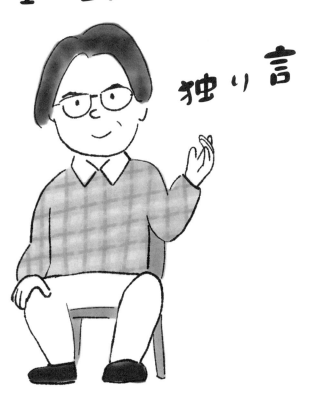

過去を忘れた者は自分を知ることができない

　昭和64（1989）年1月7日、昭和天皇陛下の崩御に伴い、小渕恵三官房長官が「新しい元号は、平成です」と発表して、翌日の1月8日から「平成」時代が始まりました。

　元号は、前漢の武帝が始めたもので、日本で元号が用いられるようになったのは、皇極天皇4年（645年）の乙巳（いつし）の変で即位した孝徳天皇が「大化」の元号を定めたことが最初です。その後、元号の採用は断続的でしたが、文武天皇5年（701年）に「大宝」を元号としてから、今日まで途切れることなく元号が定められてきており、その数は「大化」以降「平成」まで247になります。元号は、天皇の代替わりのほかに、戦乱、飢饉、疫病の流行、大地震などの転変地異の時に改元されてきましたが、それには、そうした厄災を断ち切り、人

心を一新して新しい時代を開きたいとの歴代の天皇の思いが窺われます。明治になると、元号は明・清朝にならって、「一世一元」となりました。

　「内平らかに外成る」（史記）、「地平らかに天成る」（書経）との中国古典を出典に、"平成"時代が誕生して31年になりますが、この間に、世界で、国内で、様々な事象が起こりました。

　平成元年、すなわち1989年は、ベルリンの壁が壊され、米ソ間で「冷戦終結」宣言がなされた年であり、わが国においては竹下登首相が、不評な消費税法案を成立させたもののリクルート事件で首相自身の疑惑が浮上して、国民の政治不信を招いたとして辞任に追い込まれた年でした。

　平成時代の始まりは、まさにこのような世界状況の大変化と、国内では政治腐敗の深刻化でした。

　平成の時代は、社会的にはインターネットの普及やグローバル化などで代表されますが、各人各様の評価や思いがあると思います。

　平成30年12月20日、天皇陛下のお誕生日に際しては、

記者会見でのお言葉として、"心に残ること"として以下のようなお言葉がありました。

「次に心に残るのは災害のことです。平成3年の雲仙・普賢岳の噴火、平成5年の北海道南西沖地震と奥尻島の津波被害に始まり、平成7年の阪神・淡路大震災、平成23年の東日本大震災など数多くの災害が起こり、多くの人命が失われ、数知れぬ人々が被害を受けたことに言葉に尽くせぬ悲しみを覚えます。ただ、その中で、人々の間にボランティア活動を始め様々な助け合いの気持ちが育まれ、防災に対する意識と対応が高まってきたことには勇気付けられます。また、災害が発生した時に規律正しく対応する人々の姿には、いつも心を打たれています。」

阪神・淡路大震災では、近代技術により建設された都市が、大地震により脆くも崩壊される現実を突きつけられ、東日本大震災では、それらに加えて、原子力を制御することの難しさを思い知らされました。さらに、近年多発する大雨による山崩れ・洪水などにより、科学技術の進歩により自然を改造・支配することができる、とい

う人類の幻想が打ち砕かれることになりました。

　平成31年1月4日、安倍晋三首相は年頭記者会見において、5月1日の皇太子さまの新天皇即位に伴って改める新元号について「国民生活への影響を最小限に抑える観点から、先立って4月1日に発表する」と表明しました。4月1日に改元政令を閣議決定して、平成の天皇陛下が速やかに公布され、5月1日の新天皇即位と同時に改元することになります。

　まもなく、「平成」は"過去"となります。過去とは（つまり歴史とは）、私たちが経験あるいは通過してきた場所あるいは故郷と言い換えられます。このような過去を忘れた、あるいは、無視する人は、現在を的確に判断することも、将来を見通すこともできないと思います。さらに、自分が本当にどのような人間なのか、判る筈はないのです。そして、同時に、過去も歴史も消えてしまうことはないのです。私たちは、悩んだとき、将来を考えるときには、振り返って「そこ」に戻ることも必要なのかも知れません。

　（2019年1月）

日本人が愛してやまない桜とお花見

　今年も、上野恩賜公園から、お花見の場所取りの模様がテレビで中継されています。画面の中には日本人のみならず、桜の花に魅せられた多くの外国人旅行者の姿が映し出されています。

　桜の品種はさまざまですが、観賞用として植えられている桜の多くは、ソメイヨシノです。

日本列島は南北に長いことから、1月下旬の沖縄を皮切りに、5月に見頃となる北海道の桜まで、桜前線が約5ヶ月かけて縦断して行きます。

　"桜"に関する最古の記述は、「古事記」に書かれている、富士山の守護神とされて美しく短命な「木花之佐久夜昆売（このはなさくやひめ）」とされていますが、奈良時代に編纂された「万葉集」には、"桜"という言葉がはっきりと登場してきます。

　「さくら」の語源には諸説あり、動詞「咲く」に接尾語「ら」が付いて、名詞になったという説、あるいは、奈良時代から「さくら」は信仰や占いのために植えられることが多く、「さ」は耕作を意味する古語「さ」、もしくは「神霊」を意味する「さ」を表し、「くら」は神様の座る場所を表すという説もあります。

　桜は稲作神事においても重要な役割を果たしており、昔の人たちは桜の開花の頃合で、田植えの時期を決めていたようです。

　"お花見"という日本独特の文化は、奈良時代の貴族の行事が始まりと言われています。奈良時代までは、花見と言えば中国から伝来した「梅」が観賞されていました。

　記録に残る花見の最も古い文献は「日本後記」であり、812年（弘仁3年）に嵯峨天皇が観桜会「花宴の節（せち）」を催したとの記述があります。831年（天長8年）からは宮中で天皇主催の花見の宴が毎年行われるようになり、その様子は源氏物語「花宴（はなのえん）」にも描かれています。

　鎌倉・室町時代には、貴族の花見の風習が武士階級に
も広がり、織豊期には野外に出て花見をするようになり
ました。この時期に行われた大規模な花見としては、豊
臣秀吉が催した「吉野の花見（1594年）」や「醍醐の花
見（1598年）」が有名ですが、庶民に花見の風習が広く
行き渡ったのは、江戸時代と言われています。秀吉は大
の桜好きであり、吉野の花見には徳川家康、前田利家や
伊達政宗といった歴戦の武将らを招き、醍醐の花見の際
には全国から名産品や甘物が集められて、花見団子も振
舞われました。現在も行われているような、宴会を行い
ながらの花見や花見団子は、これがきっかけで根付いた
と考えられています。

　"桜"の言葉が入った歌詞で、思い浮かぶのが「同期
の桜」です。この歌は、多くの日本人が知っている軍歌
で、最近はあまり聞く機会は少なくなりましたが、以前
は宴会やコンパでよく歌われて、現在の「同期生」とい
う言葉は、この歌が転じて生まれました。

　「同期の桜」の原曲は、昭和13年に発表された、西條
八十の作詞の「戦友の唄（二輪の桜）」と言われていま

す。

　「二輪の桜」の歌詞は次のものです。

１．君と僕とは二輪の桜、積んだ土嚢の陰に咲く、
　　どうせ花なら散らなきゃならぬ、見事散りましょ、
　　皇国（くに）のため。
２．君と僕とは二輪の桜、同じ部隊の枝に咲く、
　　もとは兄でも弟（おとと）でもないが、なぜか気が
　　合うて忘られぬ。
３．君と僕とは二輪の桜、共に皇国（みくに）のために
　　咲く、
　　昼は並んで、夜は抱き合うて、弾丸（たま）の衾
　　（ふすま）で結ぶ夢。
４．君と僕とは二輪の桜、別れ別れに散らうとも、
　　花の都の靖国神社、春の梢で咲いて会ふ。

　この西條八十の歌詞を、人間魚雷「回天」の第１期搭
乗員となる帖佐裕海軍大尉が、海軍兵学校在学中に江田

島の「金本クラブ」にあったレコードを基に替え歌にして歌ったところ、華々しく散る姿を桜花に喩えていることから、特攻隊員が好んで歌って、その後多くの人に歌われるようになったのが、「同期の桜」となりました。

　「同期の桜」は次のようです。

1．貴様と俺とは同期の桜、同じ兵学校の庭に咲く、
　　咲いた花なら散るのは覚悟、見事散りましょ国のため
2．貴様と俺とは同期の桜、同じ兵学校の庭に咲く、
　　血肉分けたる仲ではないが、何故か気が合うて忘れられぬ
3．貴様と俺とは同期の桜、同じ航空隊の庭に咲く
　　仰いだ夕焼け南の空に、未だ還らぬ一番機
4．貴様と俺とは同期の桜、同じ航空隊の庭に咲く
　　あれほど誓ったその日も待たず　なぜに死んだか散ったのか
5．貴様と俺とは同期の桜、別れ別れに散ろうとも、

花の都の靖国神社、春の梢に咲いて逢おう

　「同期の桜」が、日本人の共感を呼んで、受け継がれてきたのは、大村能章の哀愁を帯びた曲調があり、さらに、自分の定められた命を知る若者が、祖国のために命を散らす覚悟をして、死んだ後でも変わらぬ友への純粋な気持ちを込めた歌詞があったからこそと思います。

　平成が終わろうとするこの春も、我が家の中庭の枝垂桜（しだれざくら）は美しく花を咲かせて、潔く花を散らしています。

（2019年4月）

老後の不安

　「老後に備えるなら。個人向け国債」（財務省）、「老後のために今からできること」（メットライフ生命）、「老後資金はいくら必要？　どうやって貯める？」（三菱UFJ信託銀行）、インターネット上では、“老後”の生活資金に関する広告が数多く見られます。

　ところで、“老後”とはいくつからのことを言うのか問題になりますが、人それぞれで捉え方は様々です。

　経済面からの観点では、退職金や公的年金以外に用意した資金を、生活費として使用始める年齢を老後生活の開始時期とすると、公益財団法人の生命保険文化センターの調査結果では、平均65.1歳となりますが、日本においては、「定年退職後」と考えるのが一般的と思えます。

　2018年においては、非正規雇用は2120万人に達して、

10年前から約350万人増加して働く人の４割に迫っており、不安定雇用や社会的孤立から抜け出せずに、このまま老いを迎えるのではないか？　と「老後不安」を胸に抱えて生きる人は、もはや稀ではありません。

　内閣府の推計では、40〜64歳の"中高年ひきこもり"は全国で61.3万人存在しており、総務省統計研究研修所の西文彦教授の推計では、親と同居する35〜54歳の未婚者のうち、失業などで基礎的な生活を親に依存している人は、80万人を超すとされています。

　このような社会状況の中で、一般国民が「老後生活の不安」を実感するようになってきている2019年6月3日、金融庁の金融審議会は、長寿化による「人生100年時代」に備えて、計画的な資産形成を促す報告書をまとめました。報告書は、男性が65歳以上、女性が60歳以上の夫婦のみの世帯においては、公的年金を中心とする収入約21万円に対して支出は約26万円となり、月５万円の赤字となると試算し、20年生きるなら1300万円、30年なら2000万円が不足すると指摘しました。また、少子高齢化により年金の給付水準の調整が予想されて、今後不足

分はさらに拡大すると指摘しました。

　年金と共に老後の生活資金の中心である退職金も、現在大学卒業者で平均2000万円程度と、ピーク時から３〜４割減っており、今後も減少傾向が持続する可能性が高く、資産形成の重要性を訴える報告となっています。

　さらに報告書は、定年退職する前後においては、退職金の使い道や資金計画を再検討して、中長期的な資産運用を継続するように推奨して、金融資産の目減りの抑制や収支の見直しも必要としています。高齢期には、保有する資産の計画的な取り崩しに加えて、医療費の増加や老人ホームへの入居などを見据えた資産計画の見直しや認知症になった時の資産管理方法まで言及しています。

　今回の「2000万円問題」報告書は、"公的年金制度の限界を政府自ら認めて、国民の自助努力を求める"内容と受け取られて、国民の間に不安を煽る結果となりました。

　私が大学を辞した最大の理由は、2002年当時、日本人男性の平均寿命が私達の世代では、約80歳前半になる予測があり、定年で大学を辞した後、約20〜30年間を社会

的使命を担いながら、生き甲斐を持ちつつ、自己責任の
もと一生医師として行くことができる状況を築くことが
重要と"悟りをひらいた"結果でした。

　"大学での研究・診療・教育で頑張った成果は、大学
あるいは医局の評価を上げることにより、間接的に自分
に還元される"ことに疑問を感じ、"自分の能力・頑
張った成果がそのまま自分に反映される"状況に展開す
ることでした。

　言い換えると、一般社会において組織に所属すること
は、組織のためになる成果を達成することにより組織が
繁栄に繋がった時に、間接的にその功労に対する評価
を受けますが、独立することは（組織から離れること
は）、良くも悪くも行った結果が、自己責任のもと直接
的に自分に反映されることになります。

　当然のことですが、どんなことが起こっても安全であ
るとの"親方日の丸"から、"自己責任"への荒波に漕
ぎ出す覚悟が必要でした。

　今でも思い出すのは、大学医学部を卒業してから医師
になって、保険証は黙っていても手元に届くものでした

が、地元の町役場に国民健康保険の申請に行った時に感じた〝後ろ盾がなくなって裸一貫〟になった不安な気持ちと〝遣りきらなければならないの一念〟は、決して忘れることができないものとなっています。

　〝老後の不安など考える暇もない現在〟、これからも、自己責任のもと、生涯現役で頑張るつもりです。

（2019年8月）

足るを知る

　金銭授受を介して、臓器移植のために人の臓器を斡旋・提供することを臓器売買と言います。秘密裏に、あるいは公然と世界中で行われており、多数の事例の報告があるにも拘らず、その実態は明らかではありませんが、臓器ブローカーの存在そして闇取引ルートの存在があると考えられています。

　わが国の2017年末透析患者総数は33万人超えとなり、腎臓移植を待つ登録患者数は1万2千人に達して、年々増加を示しています。世界的には腎臓移植を希望する人間は数百万人存在しており、臓器売買で最も需要が大きいのが腎臓です。

　2019年8月21日の新聞紙上で、違法な臓器売買が問題になっているパキスタンで、今年少なくとも4人の日本人が、腎臓移植を受けていたことが報道されました。

　現在、富裕国から患者が海外に渡航して臓器移植を受ける場合に、臓器売買が絡んだり、受け入れ先の国民が移植を受ける機会を減少させる移植は「移植ツーリズム」と呼ばれて、批判の的になっています。特に、人身取引による臓器売買は、対価を得て人の臓器を販売することであり、強制的に摘出された臓器は巨額な利益を生むために、世界的なマーケットが広がっています。

　1997年に施行された日本の臓器移植法では、臓器を提供してもらうのに金銭を支払ったり、払う約束をしたりすることを臓器売買として禁止しています。たとえ、場所が国外で臓器提供者が外国人であっても違法となり、さらに、無許可での臓器斡旋業も禁じられています。

　他国でも、提供者が少ない状況は日本と同様であり、近年は「必要な臓器を自国で確保するように努力すべき」との考え方が世界的に広がり、国際移植学会は2008年と2018年に、渡航移植の自粛や臓器売買の禁止を求める「イスタンブール宣言」を発表しています。

　マスメディアが取り上げる世界長者番付（フォーブス）で、IT関係の人々が、日本においても世界におい

ても、超富裕層として取り上げられて、お金さえあれば企業買収も思いのままであり、"お金さえあれば何でも買えるしできる"という風潮が蔓延している中で、臓器売買も、その風潮の先にあるものかも知れません。

　今こそ、自省も込めて、「足るを知る」という老子の言葉を噛み締めるべき時代かもしれません。

（2019年10月）

縁起

　令和2年の元旦は、透析患者さんの診療から始まりました。透析患者さんは、月曜日・水曜日・金曜日の透析グループと火曜日・木曜日・土曜日の透析グループに分かれて透析医療を受けるために、日曜日以外は、透析診療の休日はありません。そのため、令和元年の大晦日から令和2年の三箇日にかけては透析患者さんの診療に追われることになり、せめても初夢は縁起の良い夢をみたいと思いましたが、残念ながら何の夢もみませんでした。

　初夢にみると縁起が良いとされる、めでたい順番をさすものとしては、「一富士・二鷹・三茄子」ということわざが有名です。このことわざの由来には俗説が多数ありますが、"江戸時代、徳川家康が駿河の国を代表する高いものを順に挙げた"という説もその一つです。

　ところで、縁起には、大別して三つの意味があります。①仏教の中心思想の「縁起」、②神社仏閣などの「いわれ」と、③縁起を担ぐ・縁起が良い、などの「縁起」があります。

　①の「縁起」は、仏教の根本的教理の１つであり、釈迦の悟りの内容を表明するものとされています。縁起とは、他との関係が縁となり生起するということであり、全ての現象は、原因や条件が相互に関係しあって成立しているものであり、独立自存のものではなく、条件や原因がなくなれば結果も自らなくなることを意味しています。

　②の「縁起」は、信貴山縁起や石山寺縁起などの寺社の創建の由来や沿革を表す言葉として使われています。

　③の「縁起」は、縁起が良いとか悪いとか、あるいは縁起を担ぐなど、吉凶や幸不幸の前兆を表す言葉として使われています。それらは、縁があって起こる有り難い不思議なことを指して、"験（げん）担ぎ"とも言います。

　ところで、なぜ私たちは縁起を担ぐのでしょうか？
その答えとして、"人間は未来に対して「不安」に陥る
ことがあり、それに対応するのが縁起担ぎ・験担ぎ"と
考えられます。

　日本における古今東西の「験担ぎ」で、よく知られて
いる"成功者"の「験担ぎ」は次のようなものがありま
す。

　戦国時代は、下剋上の世とは言え、勝負はあくまでも
時の運であり、戦国武将も運を引き寄せるために、いろ
いろな験担ぎをしていました。代表的なものとして、
「打ち鮑、勝栗、昆布」を出陣前に食べるという一連の
儀式がありましたが、「敵を打ち、勝って、喜ぶ」とい
う語呂合わせでした。甲斐の武田信玄は、"験担ぎに取
り寄せた鮑が山梨名物の「あわびの煮貝」の発祥になっ
た"と言われるくらい、熱心にこの験担ぎをしていまし
た。

　安倍晋三首相の選挙前に「カツカレー」を食べる姿が
テレビで報道されたこともありますが、田中角栄元首相
の"オールドパー"も有名でした。一説には、オールド

パーのボトルは斜めに傾けても、そのままの状態で立ち続けるようになっていることから、不屈の精神の象徴として、政治家に愛飲されていた、と言われています。

　日本人にとり、縁起（験）担ぎの最たるものは、正月行事の初詣です。老若男女が初詣に出かけて、金運、仕事運、縁結び、世界平和や合格祈願などを願います。これらの行動は、「日本人は世界一の不安になりやすい民族」と言われていることと無関係ではないと思います。英国の教育団体が施行した、子供の教育に関する親の意識調査によると、「子供の将来を楽観視していると回答した日本の親は28％で、調査対象国の平均60％を大きく下回り、世界29カ国中で最低であった」と報告されました（2018.3.19 共同通信）。

　「なぜ日本人は、不安なことばかり考えてしまうのか？」との理由について、諸説あるなかでも、「遺伝的影響」による説明が注目されています。

　脳内物質であるセロトニンは、心のバランスを保つ役割を有する神経伝達物質であり、人の幸福感に関係しています。セロトニンの分泌量が多いと気持ちが安らぎ、

満ち足りた気持ちになることから「幸福ホルモン」と呼ばれます。

　そして、神経細胞には、セロトニン・トランスポーターという蛋白質が存在して、セロトニンを高率良く再利用することで、その量をコントロールする役割を果たしています。セロトニン・トランスポーターを多く持っていれば、セロトニンを安定して分泌できることから、幸福を感じ易くなります。反対に、少ししか持っていなければ、セロトニンが不足した時に不安を感じ易くなります。

　最近の研究により、セロトニン・トランスポーターをどれくらい持っているかは人により異なり、その量はおおよそセロトニン・トランスポーター遺伝子によって決定されています。この遺伝子にはL型とS型の2種類があり、L型遺伝子はS型遺伝子よりも多くのセロトニン・トランスポーターを産生するため、L型遺伝子を持つ人は幸福感を感じ易く、S型遺伝子を持つ人は不安を感じ易くなります。

　遺伝子は父親と母親から1つずつ貰うため、人により

L型を２本持つLL型、S型を２本持つSS型、そして、L型とS型を１つずつ持つSL型の３型に分類されます。そのため、最も幸福感を感じ易いのはLL型であり、最も不安感を感じ易いのはSS型となります。世界的な調査の結果、アジア人はL型を持つ人が少なくて、S型を持つ人が多いことが判明しています。特に、日本人はS型を持つ人の割合が世界一高いことが判っています。

　日本人は遺伝的に「不安遺伝子」を持つ人が多いため、予め自分なりの「縁起担ぎ」、「験担ぎ」をすることにより、無意識のうちに自分の心を落ち着かせるようにしているのではないかと思います。

（2020年1月）

再呪術化に向かう日本？

　2020年元旦は、令和時代に初めて迎える記念すべきお正月となりました。年末年始の9連休と重なり、初詣客で多くの神社が大混雑しているニュースが流れています。

　初詣は、神社の神様に新しい1年の幸運を祈願することになり、おみくじを引いて吉凶を占う人たちが大勢いて、縁起担ぎの最たる正月行事です。

　ところで、神社はいつも同じ場所にあり、神様が鎮座しているのに、なぜ正月に参拝が集中するのでしょうか。

　それは、私たちが、"正月にはすべての物事が新しい年の自分に向けてリセットされる"、と考えているからだと思います。旧年中の良いこと・良運も、悪いことも・悪運も、全て年末に捨て去って、正月に新しい運気

を迎え入れたいと祈願するからだと思います。

　初詣に付き物の破魔矢を持って、「笑う門には福来たる」と落語を聞くために寄席に行く光景が、よくテレビ中継で見られます。

　落語は、落語家とお客さんが対面して縁を結んで、笑うことにより「噺」を作るものであり、それ自体が「縁起」となります。そんな落語の所作においても、縁起がいたるところに認められます。

①寄席文字

　寄席文字は普通の書道とは異なり、独特の型であり、かつてビラ字と呼ばれていた書体を、橘右近が時代に合わせて完成させたものです。寄席文字は"縁起文字"であり、お客さんが大入り満員になるように、業績が徐々に良くなるように願って書くものです。空席を少なくという意味から、余白を少なく書き、寄席の業績・芸が良くなるように、右上がりに書くものです。

②寄席太鼓

　「一番太鼓」と「二番太鼓」があります。「一番太鼓」は開場時に、大きな太鼓を威勢良く打ち、"ドンと

来い、ドンと来い"とお客さんが大勢来るように願いを込めて叩く縁起担ぎの打ち方です。「二番太鼓」は、開演直前に「お多福来い来い、お多福来い来い」と願いを込めて叩くものです。

③楽屋では、着物や洋服を衣紋掛けにかける時は、（裏しか見えないのは死につながるとして）裏（後ろ向き）にしません。

④座布団は縫製上、四辺あるうちの一辺だけに糸の縫い目がありませんが、その縫い目のない辺を必ずお客さんに向けるように置くことは、お客さんと噺家の出会いを一度限りのものにしないように、縁の切れ目を避ける意味があります。

　これらのように何気ない一つ一つにも、縁起を担ぐような様々の意味が込められています。

　私たちが、このように縁起を担ぐということは、本来は繋がりのない事象の間に、何らかの関係を感じるからであり、縁起を信じるためには、目に見えない神の存在や精霊などの超自然的な存在を、人により程度の差はあるものの、信じているためと考えられます。

　では、現代の日本人はどうなのだろうか。これに対する答えを与えてくれたコメントがありました。

　大澤真幸氏（社会学者、元京都大学教授）は、「ここで参照できる、きわめて優れた調査がある。NHK放送文化研究所が、1973年から5年に一度ずつ実施してきた"日本人の意識"という調査だ。この調査が便利なのは、毎回同じ質問を使っているからだ。今、"20歳代"だけをとってきて、最も古い調査と21世紀になってからの新しい調査とを比較してみるとどうなるか。つまり、1970年代の若者と21世紀の現在の若者の意識の違いはどうなるのか。興味深いのは、信仰や信心に関連している質問群なのだ。どう変化したのか。社会学の常識からすると、何かを信じている者の比率は減っているはずだ。近代化とは合理化であり、そのエッセンスは"脱呪術化"にある、というのが、偉大な社会学者マックス・ヴェーバーが提起した命題である。ところが、現代の日本では、この命題があてはまらない。呪術的なものを信じる若者の比率は、この半世紀ほどの間に、大きく増加しているのだ。たとえば、"奇跡"を信じると答えた20

歳代の者の比率は、約2倍になっている。ほかに、“あの世や来世”の存在を信じる若者の比率は3倍に、お守りやお札の力を信じる若者は、約1.5倍になっている。縁起をかつぐこと——縁起に長く執着すること——は、何らかの超自然的なものへの最小限の信心・信仰を前提にしている。このことを考慮すると、この調査から推測できることは、若者を含む現代の日本人は、半世紀前の日本人よりもはるかに、縁起を担ぐ傾向がある、と。それにしても、どうして、現代の日本人は“縁起”に頼るようになったのか。問いは開いたままにしておこう。」と述べています。

　現在の日本は、かつて経験をしたことがない超高齢化・少子化の社会に直面しているにも拘わらず、なんら打開の方策が打ち出せないという閉塞感が蔓延し、大地震・強烈な台風・暖冬化などの身近な危機感、さらには温暖化や大規模森林火災などの地球規模の危機感で満ち溢れた社会情勢に陥っており、日本人を再び“呪術化”に向かわせているのかも知れません。

　（2020年1月）

愛された月見草

　戦後初の三冠王に輝き、強打の捕手としてプロ野球界で活躍し、監督としてはヤクルト球団を3度日本一に導いた野村克也氏が令和2年2月11日に亡くなったことをニュースで知りました。

　1954年に南海ホークス（現ソフトバンク）に契約金0円のテスト生として入団しました。この時、野村氏は巨人軍の大ファンでしたが、巨人には藤尾茂捕手がレギュラーで活躍中のために断念して、捕手層が薄く高齢化していた南海ならレギュラーになれると考えて南海に入団したと言われています。入団後は、肩が弱く、このままではレギュラーになれないと自覚した野村氏は、鉄アレイ、握力計、砂を詰めた一升瓶や遠投で肩を強化して、捕手としてレギュラーのポジションを獲得していきました。

　ある頃から、野村氏の弱点は変化球のカーブであることが知られるようになり、酷い打撃不振に陥ったことがあります。そのような時期に、ファンが送ってくれた、テッド・ウィリアムズの著書「バッティングの科学」を熟読して、その本の中に“投手は球種によりモーションの時に癖を見せる”との一言に気付いて、その後、投手の癖を研究してスランプを克服したことがあります。この一件が、その後の野村氏が確立することになった“ID野球”の基礎になりました。

　プロ野球選手としては、三冠王達成（世界のプロ野球史上初の捕手による三冠王）、本塁打王9回、打点王7回、首位打者1回、選手出場試合数：3017試合（歴代2位）、監督出場試合数（歴代3位）、通算本塁打数：657本（歴代2位）、通算安打数：2901本（歴代2位）、通算打点数：1988点（歴代2位）、通算打席数：11970打数（歴代1位）、通算打数：10472打数（歴代1位）、そしてベストナイン：19回受賞（歴代1位）などの輝かしい記録を打ち立てました。

　かつて、「このような素晴らしい成績を残せたのは、

どうしてなのでしょうか」とNHKテレビの"野村克也特集"において問われた野村氏は、「幼少時代の貧乏生活を送ることによって形成された"劣等感"が原動力となっていた」と答え、深い感銘を受けたことがあります。

1977年に南海の監督を解任・退団後に、名投手の金田正一監督のロッテに選手として移籍した際に、懇意にしていた草柳大蔵氏から禅の言葉の「生涯一書生」を教わり、自ら標榜した「生涯一捕手」は流行語となり、野村氏の代名詞の1つとなりました。因みに、野村氏の「生涯一捕手」に影響を受けた私も「生涯一医師」として生きてゆくと、"続・ドラ先生の独り言"の本の中に"生涯現役"の覚悟を述べています。

ところで、野村氏が人気を集めるようになった理由として、言葉の豊かさが挙げられると思います。

1975年の通算600号本塁打（ホームラン）達成時の談話で、当時において大人気の巨人軍の長嶋茂雄氏や王貞治氏に比べると、人気のないパ・リーグの南海の野村氏は世間から注目されることがなかったことから、「王や

長嶋がヒマワリなら、オレはひっそりと人目にふれないところで咲く月見草」と話して、この言葉は、野村氏の現役時代の代表的な発言となりました。後日、1ヶ月前からこの談話を考えていたことを知り、“流石・野村氏”と感服した思い出があります。

　野村氏は多くの書物を読み、時に古典を引用して、野球に対する感覚や考え方をわかりやすい言葉で表現しています。実際に、よくインタビューの時に用いた言葉は以下のものです。

① “勝ちに不思議の勝ちがあり、負けに不思議の負けなし”

　この言葉は、野村氏が考えたものではなく、剣術書「剣談」からの引用です。

② “初めの勝ちは、嘘の勝ち”

③ “戦いに勝つは易し、勝ちを守るは難し”

④ “先入観は罪、偏見は悪”

⑤ “無視されて三流、称賛されて二流、非難されて一流”

⑥ “人生の最大の敵、それは「鈍感」である”

⑦ "強いチームは接戦で勝ち、負ける時はボロ負け。弱いチームはボロ勝ちし、接戦で負ける"

　これらの言葉は、世間から注目をされることが少なかった野村氏が、何とかマスコミに取り上げられようとのアピールだったと思います。

　野村克也氏が亡くなってみて、野村氏の経歴、人柄、野球に対する情熱などを見直してみて、彼の偉大さに改めて気が付きました。さらに、その偉大さを、確信させたのは、野村克也氏の訃報に際して「ニューヨーク・タイムス」紙が、彼に対する異例の追悼特集を組んだことです。選手として、指揮官として、日本球界に燦然と輝く功績を残した野村氏を米国のメディアも追悼しました。記事では、「戦後の日本球界の大黒柱。監督として長いセカンドキャリアを送る前に、日本で最も偉大な捕手の一人だった」と、そのキャリアを改めて絶賛しています。

　野球の本場・米国のメディアも野村克也氏の偉大なキャリアに最敬礼をするに至り、"愛された月見草"になって、野村氏もさぞ満足していると思わずにはいられ

ません。

（2020年2月）

特別攻撃隊（特攻）と新型コロナ禍

　今年のお盆は、新型コロナウイルス感染禍の中で、外出や帰省の自粛が叫ばれているため、自宅でテレビ・ビデオを鑑賞をして過ごす時間が増えました。

　お盆に時期を合わせて、例年同様、終戦に関係した戦争映画がたくさん放映されましたが、昭和20年の終戦となった戦争の名称は、第二次世界大戦の局面の１つとして、大日本帝国やドイツ国などの枢軸国と連合軍（イギリス帝国、米国など）の戦争における日本対米国の局面を連合国側から捉えた"太平洋戦争"であり、日本側から捉えると1941年に東条内閣が閣議で決定した"大東亜戦争"となります。

　我が国の太平洋戦争を題材とした映画の多くは、生還を期せずに、飛行機や魚雷に搭乗して敵艦に壮絶に体当たりする「特別攻撃隊（特攻）」を中心に描くもので

す。若者が敵艦に突っ込んでいく描写を観るたびに、"自分だったらどうする"と何とも言えない気持ちになります。

コロナ禍になって、特攻に関係する作品として鑑賞した映画は、「連合艦隊」、「日本のいちばん長い日」、「大日本帝国」、「零戦燃ゆ」、「永遠の０」、「男たちの大和/YAMATO」、「人間魚雷　嗚呼回転特別攻撃隊」などであり、けっこう好んで見ていることに気がつきました。

特攻の中でも、内外共によく知られているのは、「神風特別攻撃隊」です。命名者の猪口力平海軍大佐によると、郷里の古剣術の道場である「神風（しんぷう）流」から名前をとり、「神風」の読みは「しんぷう」でしたが、当時のニュース映画において「かみかぜ」と読んで上映したことにより、その読み方が定着したことと、アメリカ軍が神風を「カミガゼ」と読み違えて読んでいたため、連合国軍最高司令官総司令部（ＧＨＱ）がカミガゼと統制したと言われています。

神風特別攻撃隊は、大日本帝国海軍により編成された

航空爆弾を装着した航空機による、体当たり攻撃部隊（特別攻撃隊）と直接擁護と戦果の確認に任ずる隊で構成された攻撃隊でした。

海軍で特攻を主導した大西瀧治郎中将は徹底抗戦を主張しており、神風特別攻撃隊の各隊に、本居宣長の和歌「敷島の　大和心を　人問わば　朝日に匂う　山桜花」から、『敷島隊』・『大和隊』・『朝日隊』・『山桜隊』と命名しました。

本居宣長のこの歌の意味は、本居宣長記念館のホームページによると、「日本人である私の心とは、朝日に照り輝く山桜の美しさを知る、その麗しさに感動する、そのような心です。」としており、散り際の桜を表現したものではありませんでしたが、大西中将の神風特別攻撃隊への命名を契機に、軍国主義を経て多くの日本人に、「桜を死の象徴・大和心（魂）」へとこの歌を曲解させるように導くようになっていったと考えられます。

当時の日本海軍は創設以来、隊員が生還する道のない「必死」の作戦や兵器は認めずに、軍上層部がその伝統をぎりぎりの状況になるまで固く守りました。

　神風特別攻撃隊を敢えて結成することになったのは、日米艦隊の総力を挙げた比島沖決戦を前にして、酷く劣勢な日本の航空隊には、これ以外に戦う術がなかったからと考えられます。大西中将は、海軍の伝統を破るこの作戦を、『統率の外道』と自嘲して発言して、終戦直後に責任をとって、「自らの死を以って、旧部下の英霊とその遺族に謝す」との遺書を残して割腹自殺しました。

　また、大西長官は最初の神風特別攻撃隊として出撃する隊員たちに対して、「日本はまさに危機である。この危機を救い得る者は、大臣でも、大将でも、軍司令総長でもない。もちろん、自分のような長官でもない。これは諸士のような純真にして気力に満ちた若い人々だけである。したがって自分は一億総国民に代わって皆にお願いする。どうか成功を祈る」と率直に訓示を述べましたが、訓示の途中で彼の身体は小刻みに震え、顔は蒼白で引きつっていた、と同席者が後に述べています。

　海軍内部でも特攻を決意するまでは、逡巡や葛藤がありましたが、神風特別攻撃隊の飛行機による体当たり攻撃が予想を上回る戦果をあげたことから、一度実行され

ると、雪崩をうったように、特攻作戦一本やりになって
いきました。

　海軍の組織も官僚組織であり、「日本を守るには特攻
しかない」との先例ができると、同調圧力が生じて、そ
れに『逆らえない雰囲気』が形成されて、逆らうと虐め
や叱責を受けました。まさに、今回の新型コロナウイル
ス感染症禍において、非常事態宣言下や自粛要請下で営
業を続ける店舗、感染した人、帰省する人、クラブ・ラ
ウンジで飲酒する人、カラオケをする人、マスクをし
ない人などが、SNSでバッシングされたり、虐められた
り、叱責されるのと同じと考えられます。

　日本社会の、昔も今も、大きな試練が起きた時に、周
囲の状況や雰囲気に対して自分の行動を合わせていく態
度や集団主義は、日本人の民族性の１つなのかもしれま
せん。

（2020年8月）

２６２４（電話番号）

　９月21日の敬老の日に合わせて、総務省が推計した65歳以上の高齢者の人口は、3617万人と過去最高になり、総人口に占める高齢者の割合（高齢化率）は、28.7％で過去最高を更新しました。高齢者の女性は2044万人（女性人口の31.6％）で、一方、男性は1573万人（男性人口の25.7％）でした。

　1947〜1949年生まれの「団塊の世代」を含む70歳以上の人口は2791万人で、前年より78万人増加し、総人口に占める割合は22.2％となり、女性だけに限ると25.1％で「女性の4人に1人は70歳以上」になりました。

　100歳以上の高齢者は、初めて8万人を超えて8万450人と、昨年から9176人増加しました。このうち、女性は全体の88％に当たる7万975人で、男性は9475人でした。117歳で国内最高齢の田中力子さんは、ギネス世界記録

で「存命中の世界最高齢」にも認定されています。テレビのニュース映像で、田中さんがチョコレートを美味しそうに頬張って、大好きなコーラを飲む姿を拝見して、立派な先輩として無意識のうちに拍手を送りました。

　一方、高齢者の就業者数は、過去最多を更新して、16年連続で増え続けて892万人に達し、就業者全体に占める割合も過去最高の13.3％となりました。このような状況から推察すると、働き方に関して、従来の3ステージ制（就学・就業・引退）の人生から、これからは、就学・就業・引退の各ステージを自由に行き来する"マルチステージ制"の人生が選択されるようになると思います。

　還暦でライフネット生命を開業し、古希で立命館アジア太平洋大学（APU）の学長に就任した出口治明氏は、読書家として有名で、歴史・宗教・哲学に造詣が深いことで知られていますが、「秦の始皇帝が最後に望んだのは不老長寿。日本はその社会に近づきつつある。高齢化社会は決して暗いことではなく、素晴らしいこと。」と語っています。

　1995年福井医科大学に転任した際に、単身赴任のために公務員宿舎を利用しましたが、その時の官舎の電話番号の末尾は「2624」でした。数年間は何の意識も持たずにその電話番号を使用していましたが、大学を辞して個人クリニックを開院する際に、医院の電話番号は覚え易いものが良いと考えるようになりました。その時に、「2624」が〝フローフシ〟と読めることに偶然に気が付きました。「不老不死」は人の命を預かるクリニックのイメージのために、絶好のものだと確信しました。当時、クリニックの広告のために、約50の電信柱に鈴木クリニックの診療内容、住所、電話番号を掲げる契約をするときに、電話番号「2624（フローフシ）」で表現することにしましたが、現在までに電話番号に関して、「不老不死」の意味に気が付いた人が誰一人いないことに、何か一抹の寂しさを感じています。

　不老不死については、中国の始皇帝が不老不死を求めて、徐福に仙人（仙薬）を持ってくるように命令をしたことが「史記」に記録されているように、古今東西、人間なら誰しも死を恐れ永遠の生命を求めることは自然な

気持ちの１つと思います。

　一方、不老不死を、「死による終わりがない苦しみ」と考えて、それを求める愚かさを戒める寓話は数多くあります。

　トム・ハンクスが主役を演じた、アメリカのベストセラー作家スティーブン・キングの小説を映画化した『グリーンマイル』には感動したことがあります。映画の終盤で、主人公のポールが不思議な力を持つジョン・コーフィからギフトをもらったおかげで、108歳でも元気に生きている一方、知り合いは亡くなって、周囲の人々は知らない人ばかりになり、「神よ！もうそろそろ死なせてくれませんか・・・」と思うようになる場面には、深く考えさせられました。

　命は、限りがあるからこそ、素晴らしく尊いものと思います。

（2020年9月）

若者の離職率

　内閣人事局が行った意識調査の結果、30歳未満の若手男性の7人に1人が数年内に辞職する考えであることが判明しました。調査は2019年11〜12月に実施され、各府省庁に勤務する国家公務員の約3割が対象となりました。回答は、約4万5千人から得られて、2020年6月に集計されました。

　男性で数年内の辞職を考えている人は、30歳代で6.0%、40歳代で2.6%そして50歳以上で3.3%であったのに対して、30歳未満では14.7%が既に辞職を準備中あるいは1〜3年の内に辞職したいと考えていることがわかりました。

　女性で数年内の辞職を考えている人は、30歳代で8.0%、40歳代と50歳以上ではいずれも3.9%であったのに対して、30歳未満では9.7%が、男性と似た傾向で辞職し

たいと考えているとの結果でした。

　辞職を考える背景には、仕事への不満や長時間労働による家庭との両立の困難と不安があり、国家公務員において働き方改革が必要となっている実態が明らかとなりました。

　一般企業においても、将来への希望を胸に就職戦線を勝ち抜いて入社したにも拘わらずに、新入社員の3人に1人は3年以内に離職している現状があります。夢を抱いて、大変な就職活動を経て企業に就職した新卒社員が、入社後3年以内に離職することを、特に「早期離職」といいます。

　早期離職率とは、毎年の入社総数に対して、1年間で入社3年以内に離職した人の割合を示しますが、若者の離職率の高さは、厚生労働省が発表している「新規学卒就職者の離職状況（平成28年3月卒業者の状況）」で確認ができます。それによると事業所規模が1000人以上の場合は、大学卒25.0％、高校卒26.0％であり、事業所規模が小さくなるにつれてその数字は高くなり、５人未満の事業所では大学卒57.7％、高校卒64.9％となっています。

　業種別では、サービス業に関連する事業所の離職率が高く、特に「宿泊業・飲食サービス業」では、大学卒および高校卒のどちらも50%以上となっています。

　企業に就職や人事に対する戦略を提供する専門家の多くは、若者が早期離職する理由として以下の原因を挙げています。

①給与に対する不満

②仕事上の過度のストレス

③長い労働時間

④会社の将来性に対する不安

⑤厳しいノルマ

⑥仕事が面白くない

⑦職場の人間関係

⑧相談できる人がいない

⑨会社の社風が合わない

⑩結果を出しても給与に反映されない

　終身雇用制度や年功序列が崩れつつある現在、かつてのように「定年まで同じ会社に勤め続ける姿勢」を美徳とする考え方は、もはや過去のものになりつつありま

す。

　離職をして転職を繰り返すことは、以前からあること
であり、よく喩えに挙げられる有名人としては歌手の森
進一さんがいます。

　転職した回数で有名な森進一さんは、鹿児島県で中学
を卒業した後、集団就職で大阪に移住して十三にある寿
司屋に就職しましたが、住み込みで働いて月給5千円と
賃金が安くて手元にほとんど残らず、さらに、先輩から
下駄で殴られるなど酷い目にあったため、1ヶ月で辞め
て、鹿児島に戻って「キャバレーエンパイア」でバンド
ボーイとして働きました。その後も、少しでも家族に仕
送りがしたいために、鉄工所、バーテンダー、運送業な
ど住み込みができる場所を探して働き、なんと17回もの
転職を繰り返し、その後の歌手となってからの活躍は、
ご存知のとおり、素晴らしいものです。

　「石の上にも3年」という言葉があり、「辛くても我
慢強く辛抱していれば、いつかは成功できる」というポ
ジティブな意味で使われてきましたが、最近の若者に

とっては "死語" となっているのでしょうか？
（2020年10月）

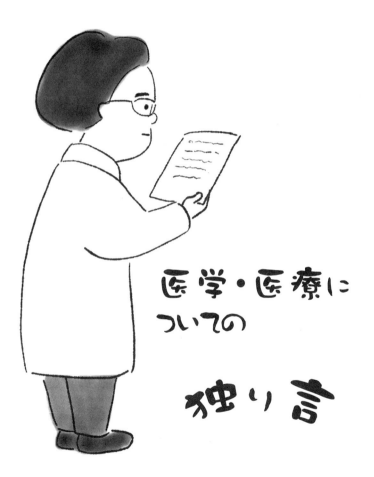

医学・医療に
ついての

独り言

患者が倒れるか、俺が倒れるかだ！

　281145回。私が、平成14年11月26日に個人クリニックを開院してから、平成最後の大晦日（平成30年12月31日）までに、当院にて施行された透析医療の累計数です。当院では、毎回の透析ごとに患者さんの診察を行うことにしていますので、総計281145回の透析患者さんの診察を行ってきたことになります。「よくもまあ、体調を維持しながら、頑張ってきたものだ」と思います。これも、スタッフの頑張りと、福井大学病院の先生方をはじめ、福井県立病院、福井済生会病院、福井赤十字病院の先生方の協力があってのことと感謝しています。

　透析患者さんは月曜日・水曜日・金曜日の透析グループ（月水金グループ）と火曜日・木曜日・土曜日の透析グループ（火木土グループ）の2つのグループに分かれて透析療法を受けるのが一般的です。患者さんの中に

は、背中に刺青を入れている人、セクシャル・ハラスメントで注意を与えた人、モンスター・ペイシェントで地元警察に行かざるを得なくなった人など様々な人たちがいます。このような問題となる透析患者さんに維持透析を行うことは、私にとっても、スタッフにとっても、大変な精神的ストレスとなる場合があります。そのようなケースにおいては、数少ない経験ではありますが、院長の私が先頭に立ってスタッフ全員が一致して対応することが一番重要であると信じています。問題のある患者さんから、逃げないで、正面から一致団結した対応が本当に大切なことであると思います。

　かつて、医師となり2年間の内科前期研修が終了して新潟大学医学部第2内科医局に入りましたが、教授の教育方針から1年間の一般臨床研修を関連病院で受けることになり、秋田市内の秋田組合総合病院に出張したことがあります。腎臓内科に配属されて、M先生から直接に腎疾患、特に腎不全患者・透析患者の診療について学びましたが、現在の私の慢性腎不全に対する診療は、M先生から大きな影響を受けたと言っても過言ではありませ

ん。M先生は小学生時代に健康優良児として表彰された経歴があり、柔道も強く高校時代はプロレスラーとして活躍したサンダー杉山選手らと高校三羽烏と言われたと聞いており、本当に偉丈夫でした。M先生は、重症の患者に対して、「俺が死ぬか、患者が死ぬかだ！　俺が精根尽きて倒れた時、患者も倒れるんだ！」と話して、私と深夜の病棟に向かうことが常でした。お酒が入ると、医師としての考え方や生き方を、睨みをきかせて話されました。ある時は、「患者が俺に唾を吐いたことがある。お前ならどうする？　そんな時は腎不全という病気がそうさせたんだと考えろ！」と説かれました。

　さまざまな透析患者さんが存在しますが、維持透析の患者さんとは、通常はその患者さんが通院が困難になるまで診療（付き合う）を継続することになることから、M先生から受けた医師としての考え方を胆に銘じて、これから先の透析医療を頑張りたいと思います。

（2019年1月）

我が子の誕生にDNAの継承を思う

　平成31年2月27日付けの朝日新聞において、「慶応大学病院は、昨年8月、体重268グラムの男の子が生まれたと、26日発表した。栄養の管理などを受けて3238グラムまで成長、大きな合併症もなく、今月20日に退院した。元気に退院した男の子では、出生時の体重が世界最小という」との記事を読んで、"ここまで医療も進歩したのか"と驚きました。

　大学病院で研修医として臨床医学を学んでいた時に、同門で保健管理センター教授をされていた伊東義一先生から、「鈴木君。大学病院は死を否定する所だからね」と言われたことを思い出して、感慨無量となりました。

　厚生労働省の低出生体重児保健指導マニュアルによると、低出生体重児とは出生時体重が2500グラム未満の児を意味しており、さらに1500グラム未満は極低出生体重

児（かつては極小未熟児と呼ばれた）、1000グラム未満
は超低出生体重児（かつては超未熟児と呼ばれた）と分
類されています。

　先進７カ国における2013年の低出生体重児の乳児の割
合は、国立社会保障・人口問題研究所の「先進国におけ
る子どもの幸福度」報告書によると、カナダは6.1 %、
フランスは6.6 %、ドイツは 6.9 %、イタリアは7.0 % 、
英国 7.1%、米国 8.2 %そして日本は9.6%であり、わが
国における低出生体重児の乳児の割合が大変高く、調査
した27カ国中で最も高率であるに驚かされます。

　"なぜ低出生体重児が生まれるのか"と疑問がわきま
すが、そのメカニズムとして興味深いメカニズムを示し
ているのが、ブルース・リプトン博士です。彼は、スタ
ンフォード大学医学部にて、細胞膜に関する画期的な研
究に従事して、肉体と精神をつなぐ分子経路を明らかに
し、遺伝子は単なる生物の設計図に過ぎず、遺伝子の振
る舞いを、意識や環境が細胞をコントロールして変化さ
せることを明らかにしています。ブルース・リプトン博
士著「思考のすごい力」の中で、ここでは詳細は省きま

すが、「胎児の正常な育成を妨げるのが、母体のストレスである」メカニズムを述べています。

　一般的には、低出生体重児が生まれる原因としては、高齢、喫煙、飲酒と食事管理が考えられていますが、博士の理論では、「ストレスによるコルチゾールなどのホルモンの胎児への作用による」ことになります。今後の研究の進展が期待されます。

　今回のような超低出生体重児に関しては、その後の発達に関する障害が気になりますが、今までの報告では、発達障害と精神疾患の合併のリスク、さらに知的障害を合併するリスクを挙げています。

　私事ですが、自分の子供が誕生した時に、"五体満足であったことに感謝する気持ち"と"先祖から受け継いできたDNAの連鎖を次の世代につないだ安堵感"を感じたことを忘れることができません。

　同じ子供を持つ親として、今回新聞に報じられた超低出生体重児の男の子が無事に成長していくことを祈らずにはいられません。

　（2019年2月）

医師の長時間労働につながる書類作成業務

　長時間労働が原因とされる過労死が、たびたび報道されるようになり、国会でも議論されるようになりました。

　政府が「働き方改革」を推し進めていますが、医師も例外ではありません。医療の質の向上や患者さんの要求の高まりがあり、医師の負担は心身ともに重くなっています。さらに、超高齢化社会で合併症を持つ患者さんが増加して、医師の負担増は今後も続くものと思います。

　長時間労働が問題視されていますが、医師として、非人間的な勤務時間はもちろん論外ですが、病んでいる人に必要な医療を提供するのが、私たち医師の使命であることから、一般労働者と同様に8時間労働といったルールで縛ってしまうのは、少し乱暴なことと思います。

　長時間労働に対して、医師のモチベーションを支えて

いるものとして、報酬、キャリアアップ、専門医・指導医の資格獲得による自己実現そして社会的動機（尊敬される・感謝される）などが挙げられ、これらにより医師は長時間労働に耐えているものと思われます。

　法定労働時間は、週40時間で、かつ1日8時間と労働基準法で決められています。

ここで、労働基準法第32条を示しますが、

1．使用者は、労働者に、休憩時間を除き1週間について40時間を超えて、労働させてはならない。

2．使用者は、1週間の各日については、労働者に、休憩時間を除き1日について8時間を超えて、労働させてはならない。

3．使用者は、第1項の休憩時間を自由に利用させなければならない。

となっています。

　正確に言うと、労働時間とは、始業から終業までの全時間数である拘束時間から、休憩時間を引いた時間になり、この上限が法的には週40時間とされています。では、"現実に行われている時間外労働は違法なのか"、

となりますが、労働基準法では、「36協定（労働基準法第36条第１項の協定）を労使で締結して、時間外労働等に関する割増賃金を支払うことにより、時間外労働は違法ではない」とされています。

　医師の長時間労働が問題化されてきた中、2019年3月29日に厚生労働省から「医師の働き方改革に関する検討会」報告書が提出されました。

　それによると、2024年4月から「医師の時間外労働の上限」として、

A：診療従事勤務医水準は、年960時間・月100時間

B：地域医療確保暫定特例水準（2次・3次救急医療機関など）は、年1860時間・月100時間

C：集中的技能向上水準（初期・後期研修医など）は、年1860時間・月100時間

以上の３つの水準に分類されて、時間外労働の上限が規制されることになりました。

　これにより、現在の「勤務医の10.5%が1920時間を超過する時間外労働を行っている」状況が改善されるとしていますが、「そもそもABCの骨格そのものに問題が

ある」、「約2000時間とは、一般の労働者の2人分超の労働であることを認識すべきである」、さらには「約2000時間は月160時間程度に相当して、いつ労働災害が発生してもおかしくない水準であることを十分に踏まえる必要がある」として、反対する声もあります。

　今後、施行するにしても、見直しが必要なことは言うまでもありません。

　医師にとっての医療行為以外の業務として、保険金請求に関する診断書作成があります。医師なら誰でも経験があると思いますが、外来診療や回診が終了してホットしているところに、診断書の山があると、本当のところ「うんざり」の気持ちが湧きあがるときがあります。

　そのような状況の時には、診断書を受け取る患者さんの顔を思い浮かべて、自分の心に鞭を打って頑張るのみです。

　日本医師会総合政策研究機構（日医総研）の推計では、日本の医師は民間保険会社の診断書だけで、2017年度は年間約947万通を作成していることになります。その内訳は、損害保険が423万通であり、生命保険が524万

通になります。また、損害保険は、傷害保険が43万通、第3分野保険商品が17万通、そして自動車賠償責任保険が363万通となります。一方、生命保険は、死亡保険金が107万通と入院給付金・手術給付金が417万通となります。

さらに、日医総研による2017年度における日本の医師が民間保険の診断書作成に要する時間は、推計で損害保険が166万時間であり、生命保険が331万時間であり、合計で497万時間になります。これは、日本人の年間平均労働時間が1713時間であることから、この時間分を働く医師で考えると、年間2091人分の医師が診断書作成に対する労働をしたことになります。

医師の本分ではない、保険金請求という医療行為以外の業務に、膨大な労力と時間が取られる状況は、今後改善のための議論が必要となると考えます。

医師が、患者さんの診療に全力を傾注できるように、さらに長時間労働を是正するためにも、診断書のあり方についても考えるべき時代に達したと思います。

（2019年4月）

思い出に残る“うんち”！！

　私の幼少期には、家の周囲は田んぼと埋立てられた空き地が多く存在したので、プロ野球の長嶋選手や王選手に憧れて、草野球に明け暮れしていました。その頃の私は、年上の子供たちと遜色なく野球を対等にできたことから、将来はプロ野球選手になろうと思った時期でした。

　当時は、衛生的な化学肥料を使用することがほとんどなかったため、農家の周りには、人間の屎尿を使った堆肥にするために“肥溜め”が至る所にありました。肥溜めは、口径1〜1.5メートル程度の素焼きの瓶が土中に埋められたものでしたが、あの匂いは今でも忘れられません。

　ある時、同級生の仲間と草野球に興じていた時、仇名がトムさんという天然パーマで色黒の男の友達がライト

を守備していましたが、私が打ったいい当たりのライト
への大きな飛球を追いかけた筈でしたが、その姿が突然
視界から消えた情景を今でも思い出します。仲間全員
が、彼がいるべき場所の方向を凝視しました。一瞬の静
寂の後、トムさんの「助けてくれー」との声が聞こえま
した。なんと、肥溜めに"はまって"いたのです。なん
とか、トムさんは自力で地上に這い上がってきました
が、強烈な臭いの糞尿だらけの彼を、私を含む全員で遠
巻きにして、決して傍に近づきませんでした。トムさん
にとっては、とんだ"ウンチ"でした。

　高校３年生の正月明けの日曜日に、高校受験の試験場
となる東京都立上野高校の場所を確かめてから、上野動
物園に行きました。寒い日でしたが、ゴリラの観覧席は
人だかりで、観客も興奮した声を上げていました。興味
がわいてきて、その集団に近づいた途端に、前に二重三
重と取り囲んでいた人の背中が、急に視界から消えて、
何かが飛んできて私の左膝に当たりました。そのぶつ
かった物体を見ると、土の塊のようで、それがゴリラの
投げた糞だと理解するために少しの時間が必要でした。

そのうちに、ズボンが暖かく、臭いことに気づきました。この時点で、初めて何が自分に起こったのか、察知しました。そうなると、一刻も早くこの場所から離れて、人々の目から消えたい思いがわいて、後ろを振り返らずに走り出しました。私は、動物園を出てから、後ろを振り返って追ってくる人がいないことを確認して、「さてどうしようか？」と知恵を絞りました。そして、"このズボンの汚れと臭いを引っさげて、電車には乗りたくない、"との結論を出し、なけなしの小遣いをはたいてタクシーで帰宅するはめになりました。とんだお年玉（うんち）となりました。

　新潟大学医学部を卒業して、研修病院の一つであった信楽園病院で2年目の内科研修医として勤務していた時に、アジアの某国の大使館で勤務をしていたと話すSさんの主治医になったことがあります。Sさんは、糖尿病治療のために入院していましたが、プライドの高い患者さんでした。

　Sさんが入院して1週間ほど経った頃、いつものように昼食後、入院患者さんの回診のために病棟へ向かいま

した。私は病棟の回診をするときは、まず、病棟のナースセンターに立ち寄って、受け持ち患者さんのカルテを開いて、ナース記録を読むことにしていました。診察前に、"患者さんの状態と患者さんが何を考えて、さらに何を求めているか"を把握することは重要であると当時から考えていました。患者さんが医者に対して、自分の考えを100％言える人はいませんから、受け持ち医や病状について、何気なくナースに言っている内容はとても重要なことと考えていました。その時のSさんのナース記録では、「下痢気味」と記載されていました。

　数人の受け持ち患者さんのナース記録を確認して、病室に向かうために廊下を歩いている時に、トイレ前から点々と液体状のものが続いていることに気付いて、後を追って行きましたところ、Sさんの病室のベッドに辿り着きました。

　ベッドにSさんを確認できませんでしたが、ベッド上に"うんち"の染みを認めました。ちょうどその時、病室のドアを開けて入ってきたSさんの"ばつの悪い顔"を忘れることができません。

　Sさんの、糖尿病患者さん特有の下痢症を、何とか治してあげたいと思い、教科書はもとより外国文献を読み漁りました。その結果、私なりに工夫をした薬剤の使用方法で、現在の鈴木クリニックの糖尿病を合併した透析患者さんの頑固な下痢を改善させることができています。

　今更ながら、〝患者さんこそが、医師にとり治療法を導いてくれる存在である〟との思いを心に刻み、日常診療に真摯に取り組んでいます。

（2019年5月）

医師の能力を評価した診療報酬体系が望まれる

　診療報酬とは、"医師の報酬"ではなく、医療行為を行った医療機関の医業収入の総和を意味するものです。医業収入には、医師や他の医療従事者の医療行為に対する対価である技術料、使用された医療材料費そして医療行為に伴う検査費用などが含まれます。従って、多くの人たちが考えている「診療報酬＝医師の収入」は誤った理解となります。

　2012年2月18日に第125代天皇陛下（現上皇）の狭心症冠動脈バイパス手術が、天野篤・順天堂大学医学部心臓血管外科教授の執刀で、東京大学医学部附属病院において施行されました。当時、天野篤さんは、すでに6000例もの心臓手術を行っており、"神の手"と称されていました。日本中が注目する中で、天皇陛下の心臓を動かしたまま血管をつなぐ冠動脈バイパス手術（オフポンプ手

術）は、天野さんをはじめとする東京大学病院と順天堂大学の合同チームで行われ、手術は成功しました。

　心臓手術を行なう時には、当然心臓を一時的に停止させなければなりません。停止する時間は、通常2-3時間、長くても5-6時間であり、心臓と肺の本来の機能は人工心肺（体外循環）で代行されます。しかし、人工心肺の使用により、脳血管障害、腎臓障害、重症不整脈、出血傾向や心不全などの合併症が、極稀に発生します。心臓手術のうち、心臓弁膜症、先天性心疾患や大動脈疾患などは、心臓を停止させて、心臓を切開して、中の血液をなくしてから、心臓内に直接手を加える手術であり、手技的にどうしても心臓を止めなければできない手術です。一方、冠動脈バイパス手術は心臓を切り開かなくても、冠動脈が心臓表面を走行しており、そこにバイパスを吻合する手技のために、心臓を停止しなくても何とか可能です（オフポンプ冠動脈バイパス手術）。

　オフポンプ冠動脈バイパス手術の手術保険診療報酬は、通常の体外循環下冠動脈バイパス手術の1.3倍になりますが、“神の手”の術者が行った場合とこの手術の

81

初心者が行った場合とでは、保険診療報酬上において差はありません。

　つまり、術者あるいは心臓外科チームの手術に対する"習熟度を度外視した"診療報酬制度が、罷り通っているのが現状です。

　先日、私のクリニックの一般外来に、50歳の女性患者Wさんが38度台の発熱が数日続くと来院されました。問診で、彼女は2週間ほど前に鼻水の加療のために近くのA耳鼻咽喉科医院にかかって、アレルギー性鼻炎と診断されて、薬を処方されて服用していることがわかりました。服用を開始して数日後から発熱が出現するようになり、A医院を再受診して、感冒に罹患したものとして感冒薬を追加で処方されて服用したものの、高熱が持続するために来院したことが問診でわかりました。

　咽頭粘膜の若干の発赤を認める以外に、一般診察所見で異常を認めることはありませんでした。経過から、A医院から処方された薬による副作用の可能性が否定できない旨を説明して、一般採血検査を行って、暫らく薬の服用を中止して様子を見るように指示して、翌日に再診

するように指導しました。

　翌日、来院されたＷさんに、「体調はいかがですか」と問いかけると、「少し体は楽になった気分ですが、まだ熱が38度くらいあります」との答えでした。私は、昨日の採血による検査結果から、血中の好中球が中等度に減少した状態である"好中球減少症"と判断して、薬剤性好中球減少症であるとの診断を下して、Ｗさんには、このまま服薬を中止して経過をみることが一番の治療法であることを、分かりやすく説明して納得してもらいました。数日後、「熱はなくなって楽になりました」と元気に来院されて、外来で治療しきれたことに"ほっと"しました。

　この症例においては、処方された薬剤を服用し続けた場合に、重症の薬剤性好中球減少症に陥って、蜂窩識炎、肺炎および敗血症などの重症感染症が発生して生命の危機にいたる可能性がありました。また、"不明熱"として診断されて、さまざまな検査を施行されて、その結果、高い医療費が必要になる可能性がありました。しかし、私の診療では、初診料と一般内科の採血検査料と

再診料のみが診療報酬となったのみです。一歩間違えれば、命が危うくなる重症の感染症になり、入院・検査・治療に莫大な医療費が掛かったものが、わずかな診療報酬で済んだことは、医者冥利につきますが、無駄な検査を省いて必要最小限度の検査で済ませることができた要因は、経験と勉強の成果＝習熟度となると思います。

　"習熟度を度外視した"診療報酬制度が、正しい診療報酬制度になることを祈らずにはいられません。

　（2019年5月）

ゲーム依存症が疾患に認定される： 「ゲーム障害」

　様々な場所でスマートフォン（スマホ）を利用した ゲームに夢中になっている人達に、出会うことが多く なっています。

　最近では、ゲームに没頭しすぎて睡眠時間が減少して 疲労したり、寝食を忘れたりすることにより、人間らし い生活を送れなくなる状態を"ゲーム依存症"あるいは "ゲーム中毒"と呼んで問題視されるようになってきま した。

　2016年には、GPSを利用した位置情報ゲームの「ポケ モンGO」が世界的に大流行しました。ポケモンGOが登 場する前までは、ゲームは家でするものでしたが、歩き 回るポケモンが出現して、屋外でプレイすることが最大 の特徴であるこのゲームは、これまでのゲームには存在 しなかった危険性を有することが明らかとなって問題と

なっています。指摘されている危険性としては、歩行中にゲームを行うため、どうしても注意力は散漫になり、接近する自動車、自転車あるいは歩行者に衝突する危険性があります。特に、電車のホームから転落したり、階段で転倒したりするニュース映像が、テレビで一時、頻繁に流れたりしました。

　ゲーム依存症の中でも、インターネット上で不特定多数の人達と遊べるオンラインゲームに関するものは "オンラインゲーム依存症" と呼ばれて、その依存者はネットゲーム廃人、略して「ネトゲ廃人」と称されるようになっています。

　特に、韓国では、1999年の金大中大統領時の政府主導によるインターネット普及政策により、3年足らずで日本や米国をしのぐインターネット先進国となりましたが、その一方で24時間営業のネットカフェが急激に増加して、オンラインゲームに没頭する若年層の問題が表面化し、2002年には24歳男性が86時間ゲームを続けて死亡する事態になりました。そのため、韓国政府のネットゲーム依存に対する取り組みは、日本より早い時期にス

タートしており、16歳未満は深夜0時から午前6時の間は
オンラインゲームが禁じられる「シャットダウン法」ま
たは「シンデレラ法」は2011年から施行されています。

　このようなネットゲーム依存症が世界的に増加しつつ
ある中、2018年に世界保健機関（WHO）が病気の世界
的な統一基準である国際疾病分類（ICD）に、このネッ
トゲーム依存症を盛り込む方針であることが報道されま
した。2017年末にトルコで開催された依存症に関する会
議で、「ゲーム症・障害」を「持続または反復するゲー
ム行動」と定義する最終草案が確認され、ゲームをする
衝動が止められない、ゲームを最優先する、問題が起き
てもゲームを続ける、個人や家族・社会・学習・仕事な
どに重大な問題が生じる、を具体的な症状として挙げて
います。

　ネットゲーム依存は、インターネットが世界中に普及
している現在、国籍、人種に関係なく存在すると思わ
れ、2014年の香港大学の研究では世界の人口の6％（約4
億2千万人）がゲームを含むネット依存であると報告し
ています。

　一方、日本の厚生労働省の発表では、成人の約421万人（2014年）が、そして中高校生の約52万人（2013年）がネット依存の疑いがあると報告されています。さらに厚生労働省の2017年度の調査では、中高校生約93万人がネット依存のおそれがあると推計され、4年前より約40万人増加したことが判明しました、わが国では、まだインターネット依存症が疾病であるとの認識が一般的ではなく、国としての取り組みは十分とは言えない状況であり、早急な対策が望まれます。

　ところで、米国や日本のゲーム機メーカーやソフト会社で作る業界団体「エンターテインメント・ソフトウエア協会」（ESA　本部・米ワシントン）は2018年早々に、WHOがネットゲームへの過度な依存を病気と指定することに対して、「ビデオゲームに中毒作用はない、と客観的に証明されている」として反対する声明を出しました。さらに、ESAは「世界中で20億人以上がゲームを楽しんでいる」と主張して、そうしたユーザーを病気とみなせば、「うつ病などの本来の精神疾患がささいなものと位置づけられてしまう」として、WHOの方針

の見直しを強く求めています。

　WHOおよびESAのネットゲーム依存に対する対応から眼が離せない状況が続いていましたが、2019年5月25日WHO総会の委員会で、スマートフォンなどのゲームにのめり込んで日常生活に支障をきたすゲーム依存症が、「ゲーム障害」という疾患として認められました。これにより、「ゲーム障害」は2022年に発効されるWHOの国際疾病分類の約30年ぶりの改訂版「ICD-11」で、ギャンブル依存症などと同じ精神疾患に分類されて、治療が必要な疾患として位置づけられることになりました。

　「ゲーム障害」は、①ゲームをする時間や頻度などを自分で制御できない、②日常の関心事や日々の活動よりゲームを優先、③日常生活に支障をきたしてもゲームを続ける、などの状態が12ヶ月続く場合に診断されることになりました。

　今後、「ゲーム障害」が疾患として認められたことで、予防対策や治療法の開発などが進展することが期待されます。

（2019年6月）

まだ存在していた無給医

　ネット上では、「医師免許取得後、A医大大学院に進学して同大病院で1年ほど無給で働きました。研究医の肩書きで、他の医師と同様に午前8時から午後8時まで診療して、当直もこなしましたが、"ただ働き"でした。生活のために、休日に他の病院で時間外診療のアルバイトをして稼ぎましたが、休みは月3日で、激務の末、うつ病になりました。」、あるいは、「G医大病院は、自己研鑽や自己研究を目的に診療に当たっており、"本人が給与の受け取りを辞退している"ものと認識していた。」などの発言が新聞紙上を賑わせています。

　以前から、医療の現場において、若手医師の医療行為を"自己研鑽"などとして扱い、正当な労働とみなさない過酷な環境や習慣がありますが、労働実態があるにも拘わらず、適正な給与が払われていない「無給医」が現

在でも存在していることに驚かされました。

　そもそも無給医の問題を考えるためには、インターン制度を知らなければなりません。インターン制度とは、1946年から1968年まで、医学部卒業生に課せられた"診療実施修練"のことを意味しており、当時はインターン教育を終了していないと医師国家試験を受験できない仕組みとなっていました。

　インターン制度の問題点は、医師の資格を持たない者が、医療行為を行うという点にありました。特に、インターン生の過失により医療事故が生じた時に、無資格医療となり、誰が責任を負うのかも明確でありませんでした。さらに、インターン生は医学部を卒業しているのにかかわらず、「全くの無給でした」。

　そのために、1967年に東京大学医学部のインターン生が中心となり、「医師国家試験ボイコット運動」が起こって、それを端緒に東大紛争が始まり、1968年にはインターン制度が廃止される結末になりました。

　今回の騒動の"無給医"は、医師免許を有しているにもかかわらず、いわゆる「タダ働き」をしている点がイ

ンターン制度の無給医とは異なっています。

2018年10月にNHKのニュース番組で無給医について報道をしたことを契機に、文部科学省が全国の大学附属病院に調査を依頼した結果が、2019年6月28日同省から公表されました。それによりますと、大学病院の医療現場で診療行為を行っているにもかかわらず、本給が支給されていなし医師・歯科医（いわゆる無給医）は、調査対象者の108病院、計31,801人のうち、少なくとも7％に当たる2,191人（50病院）が今後あるいは遡って給与を支払う必要のある「無給医」と判明しました。

「無給医」として診療を行っている医師たちの理由としては、大きく3グループに分類できるようです。

①選択した病院で診療を行いつつ、高度な技術を勉強したいので、無給で働かせてください、との"技術獲得の勉強したい"タイプ。

②医局が大学病院に有給職として雇える医師の人数が決まっているが、人手が足りないために無給医として勤務させられる、との"医局の都合による"タイプ。

③大学院生で研究をしながら、大学病院で給与が出ない
　まま、タダ働きをさせられる。との〝大学院生であ
　るため〟タイプ。

　これら3グループの無給医の中では、医局の都合によ
るタイプが一番多いと考えられます。多くの医師は、大
学病院医師としてのキャリアを求めていますし、大学病
院でしか経験できない稀な病気の診断・治療や研究の機
会も求めています。さらに、医師の大多数は、大学医学
部の医局に所属して、教授をトップとするピラミッド型
の体制に中、基本的には医局の人事で動いているため
に、無給医として勤務せざるをえない状況になっていま
す。それでも、この体制が成り立つ理由は、医師が他の
病院でのアルバイトだけで生計が立つことから、〝大学
での無給〟でもやっていける事情があるためです。アル
バイトをせざるを得ない無給医が、他の病院に出張する
ことで、地域の医療体制を支えているといっても過言で
はないかも知れません。

　無給医問題の根底には、「大学病院においては、多く
の医師を有給で雇うだけの経済的余裕がない」ことが挙

げられると思います。今後、文部科学省は当然ながら、厚生労働省などの関与による無給医問題に対する取り組みが必要と考えます。

　勤務環境が劣悪では、誰でも、人に優しくなれるわけがありません。

　医師も人間であることをお忘れなく！！

（2019年7月）

"老衰"は病名？

　平成30年度（2018）人口動態統計が厚生労働省から公表されて、死因順位において、「老衰」による死亡数が約11万人に達するようになり、脳梗塞などの「脳血管疾患」を抜いて死因の第3位になったことに驚きました。

　因みに、死因順位を列挙しますと、第1位は悪性新生物（腫瘍）、第2位は心疾患、第3位は老衰、第4位は脳血管疾患、第5位は肺炎、そして第6位は不慮の事故となります。

　かつて、研修医であった頃は、"死亡診断書に「老衰」という病名は書いてはいけない"と、指導医や先輩医師から指導されたものでした。

　死亡診断書は、厚生労働省がまとめる死亡統計の基礎であり、唯一の資料となります。さらに、人としての終わり方を示すのですから、死亡病名はとても大切なもの

と考えます。

　したがって、死に至った病態を考えて、できる限り正しい病名を記載するのは医師として当然の義務と思います。

　近年の高齢化社会では、100歳を超える人々が珍しくない状況となり、高齢者が大往生を遂げた場合には、A医師は病気で亡くなったと考えて「死亡病名」を死亡診断書に記載することになり、一方、B医師は高齢のために亡くなったと考えれば「老衰」と記載することになります。

　平均寿命を超えていれば、「老衰」と記載することに、それほど抵抗感を感じませんが、もっと若い人でも他に原因が考えられなく、「老衰」としか考えられない病態を示す人も現実として存在するのも事実です。

　社会的に「老衰」という死亡病名が当たり前になってきている現在、"天寿を全うしましたね"という意味でも、これからは迷いなく「老衰」と死亡診断書に記載できそうです。

　（2019年8月）

マスク依存症

　新型コロナウィルス感染症が、2019年12月以降、中国湖北省武漢市を中心に発生して、短期間に世界に波及して大問題になっています。新型コロナウィルス"SARS - CoV2"が原因とされている感染症であり、WHOはこのウィルスによる肺炎などの症状全般を"COVID-19"と名付けました。

　コロナウィルスは、一般的な風邪を引き起こすウィルスであり、ヒトを含めた哺乳類や鳥類などに広く存在するウィルスですが、変異を起こして今回の"SARS - CoV2"が出現しました。現在のところ、ヒトからヒトへ感染することが判明しており、感染経路は主に飛沫感染と接触感染であり、空気感染の可能性は少ないと考えられています。

　日本国内では2020年1月15日に武漢市に渡航歴のある

肺炎患者からこのウィルスが検出されました。その後、その接触者や帰国した邦人、最近では感染経路が不明な感染者が増加して、2月24日時点で国内感染者数159名、死亡者数1名となっています。都道府県別患者数は、北海道29人、東京都21人、神奈川県と愛知県15人、和歌山県11人、その他11県に認められています（2月24日時点）。

　新型コロナウィルスによる肺炎が国内に広がっている状況により、観光客の大幅な減少やイベントの中止が相次ぐ一方、マスクの売れ切れが続いて一種の社会不安に陥っています。そのために、インターネット上で、マスクが高額で取引されている現状があります。

　マスク着用は、本当にコロナウィルス感染症を予防できるのでしょうか？

　少なくとも私は、マスク着用によるインフルエンザ感染を予防したという医学論文を知りません。

　例えば、フランス国内でインフルエンザ感染症が流行する時期に、家庭内でマスク着用によるインフルエンザ感染が予防できるかを検討した論文（PMID:

21103330）においては、家族内の誰かがインフルエンザに感染していた時、マスク着用の場合と非着用の場合の間において、家族にインフルエンザをうつすリスクに差は認められませんでした。つまり、マスク着用でも、インフルエンザに関しては家庭内でも感染予防効果がないことになります。

　普通のマスクは、構造上どうしても隙間があり、直径30μメートルの花粉の侵入は防止できても、0.1μメートルの新型コロナウィルスは通してしまいますので、新型コロナウィルス感染症から身を守る効果は期待できません。

　先日、飛行機に乗る機会がありましたが、マスク着用がコロナウィルスの感染予防になるとの医学的根拠がないことは知っていたので、マスク着用するかは待合室での他の乗客の様子をみて決めようと、マスクを準備して小松空港に行きました。小松空港に着いて、車を降りてチェックインに向かう時から、検査場を通過して待合室に移動して、待合室の椅子に着席するまでの間、人々のマスク着用の状況を観察しましたが、その着用率の高さ

に驚きました。マスク着用率は99％と言って過言ではない状況でした。「まさか、地方空港の小松空港にまで」新型コロナウィルス感染症に対するマスク着用の影響があるのかと、本当に驚き、認識を改めました。新型コロナウィルス感染症の拡大で、今や公共の場では、マスクを着用していないと、逆に人々に注目されて、「非常識」と思われてしまうと思い、持参した旅行鞄からマスクを引っ張り出して、（渋々）着用しました。マスクは予防策ではなく、ウィルスが付着した唾液は捉えられるので、自分の病原体を他人に感染させないための物で、健康人は基本的に着用する必要はありません。"マスク着用が、病気に気をつけています"とのポーズでは感染は拡大するばかりです。もっと、感染予防には、"手洗い・うがい"が重要であることを、人々に認知させることが重要です。

　日本でのマスクの歴史は、明治時代まで遡り、当初は工場用マスクとして粉塵を防ぐための利用から始まり、1918年のスペイン風邪の大流行を端緒に一般人にも普及するようになりました。

　最近の、マスクの着用の習慣が一般に浸透したのは、2000年以降と考えられており、花粉症の流行に加えて、2002年の中国南部の広東省を起源とした重症な非定型性肺炎の集団発生が、2003年に重症急性呼吸器症候群（severe acute respiratory syndrome: SARS）として世界的な大流行して、空気感染の予防の意識が急速に高まりました。さらに、フィルター性能が高く、使い捨てマスクとしての「不織布マスク」の普及があり、普段でのマスク着用に拍車が掛かりました。

　感染対策以外に日常的にマスクを着用することが、「伊達マスク」と言われて、若者を中心に流行しています。「伊達マスク」をする理由としては、「安心感から」、「暖かいから」、そして、「スッピンでも気にしなくていい」が多いようです。

　しかし、こうした外見的な理由だけではなく、「自分のことを知られたくない」、「表情・感情などの喜怒哀楽を知られたくない」などの、心理があるように思えてなりません。

　マスク着用は仮面をつけると同じ状況となり、「仮面

効果」が出現するようになるかも知れません。人は、仮面をつけて匿名になると、本能的で攻撃的な面が表面化すると言われることがあります。

　今後、新型コロナウィルス感染症の脅威がなくなっても、多くの人たちのマスク着用が続いて、"マスク依存"が拡大することは、インターネット上の「匿名」が現実社会において、"顔が見えない社会"に向かって動き始めていることを示していると思います。

　（2020年3月）

杓子定規な人々

　新型コロナウィルスによる肺炎の感染者数が、米国ジョンズ・ホプキンス大学システム科学工学センターなどの集計によると、感染者数10万3604人に達しました（2020年3月7日）。昨年12月に中国の武漢で初の発症者が出てから、約3ヶ月で100カ国の地域に拡散しました。WHOなどの情報によると、感染者数が最も多いのは中国であり、次いで韓国、イラン、イタリアそして日本となっています。この感染症による死者は、18カ国で計3517人にのぼり、2002〜03年に大流行した重症急性呼吸器症候群（SARS）の死者774人の4倍以上になります。

　現時点では、新型コロナウィルス感染の診断にはPolymerase Chain Reaction　（PCR: ポリメラーゼ連鎖反応）による新型コロナウィルスの存在の確認が必要不可欠です。しかし、一般臨床の現場において、医師が新

型コロナウィルス感染症を強く疑っても、政府による検査の適応基準により、PCR検査の実施の制限のためにPCR検査による診断ができない状況です。

　政府によれば、国内での可能なPCR検査件数は1日に約3000件であるものの、実際には2月18日から23日の6日間で実施されたPCR検査数は5700件にとどまっていることが2月26日の衆議院予算委員会において明らかになりました。

　新型コロナウィルス感染の診断にとり重要なPCR検査の件数が少なく、テレビ番組の中でクリニックの医師たちが、"新型コロナウィルス感染による肺炎を強く疑ってPCR検査を公的機関に依頼をしても受け付けてくれない"との現状を訴えるに及んでいます。このような状況を受けて、国民民主党の原口一博・国会対策委員長は、安倍晋三政権は国内の新型コロナウィルス感染の拡大について、"東京オリンピックを控えているので、極小化を図っている"との見方を示し、国立感染症研究所や保健所などの公的機関が検査の拡大を阻む「関所」になっていると批判しました。これに対して、加藤勝信厚生労

働大臣は、公的検査機関が、恐らく、PCR検査に対する能力不足を懸念して、受け入れを抑制しているのではないかと述べて、民間の検査機関を活用できるようにPCR検査を保険適用対象にする考えを示しました。

一方、隣国の韓国ではPCR検査を1日に1万件以上実施しており、さらに米国のトランプ大統領も100万個の新型コロナウィルス検査キットを準備したと発言しています。

なぜ、日本においてPCR検査の実施件数が異常に低いのでしょう。国立感染症研究所、保健所さらには地方衛生研究所は厚生労働省の管轄であり、国立大学や私立大学の検査部は文部科学省の管轄であることが、原因の1つではないかと勘ぐってしまうことになります。つまり、現在の新型コロナウィルス感染に対する主体の省庁は厚生労働省であり、厚生労働省が新型コロナウィルス感染に対応する主導権を握って、あってはならない"縄張り根性・セクト意識"が蔓延しているのでは、と考えてしまいました。

2009年の新型インフルエンザ流行時に、麻生太郎政権

の厚生労働大臣であった舛添要一氏は3月6日付け朝日新聞のオピニオンの中で、「感染症と闘う司令官は政治指導者ですが、科学、専門家の活用が大事です。そのために対策の司令塔で、一般向けの発信も担う米国の疾病対策センター（CDC）のような組織が必要と長く言われながら、実現していません。自らの権限が削がれると、厚生労働省が反対するからです。2009年の新型インフルエンザ流行時には、それを補うため、既得権益を守ろうとする役人や御用学者からでは得られない専門家の率直な意見を公開で聴く場をつくりました。野党の意見も聴きました。今回はそれがなく、WHOとの緊密な連携も見えません。私の厚生労働大臣時代から民主党政権時代にかけて仕事を一生懸命やった優秀な官僚が何人も、安倍政権になって飛ばされました。恐怖人事で近代国家の柱である官僚制を壊し、3分の2の議席を手にして人の言うことを聞きません」と述べています。

　2009年の新型インフルエンザの世界的流行とは、豚由来インフルエンザであるA(H1N1)pdm09型インフルエンザウィルスの人への感染が世界的に流行した事象です

が、私にとって苦い思い出となりました。

　2009年当時、新型インフルエンザ感染症が流行しており、私のクリニックは、多くの免疫能の低下した透析患者さんを抱えていたことから、一般外来に来院した新型インフルエンザ感染患者との接触による院内感染防止の意味から、"発熱外来"は敢えて設けませんでしたので、"受託困難な医療機関"の届けを福井県医師会に提出していました。

その後、新型インフルエンザワクチン接種が開始されるに当たり、ワクチンの供給数が少ないために、免疫が低下している患者に優先的に接種する方針が発表されました。当然、免疫の低下している透析患者は優先接種の対象となりましたが、"受託困難な医療機関"との理由で、"当クリニックには新型インフルエンザワクチンが供給されない"との情報を福井県医師会主催のインフルエンザ対策会議に出席していた先生から知らされました。この際、出席者の中から、「多くの透析患者を抱えている鈴木クリニックには供給すべき」との発言がありましたが、県の担当者は「供給しない」と返答したこと

を聞きました。その後、発熱患者を診察する可能性がほとんどない医療機関が、受託機関と登録して、新型インフルエンザワクチンの供給を受けている現実に、大変な矛盾を感じました。

　そこで、当院の透析患者さんに、新型インフルエンザワクチン接種を実施することができるように、福井県知事に要望書を送付しました。さらに、その要望書が知事に渡る前に、握りつぶされる可能性を考えましたので、患者さんが在住している坂井市・あわら市の両市長にも要望書を送付しました。以下はその原文です。

福井県知事

　西　川　一　誠　殿

　　　　　　　御机下

拝啓

　秋冷の候、益々ご清栄のこととお慶び申し上げます。

福井県民の安全と幸福のために、日夜、ご精励のことに敬意を表します。

　このたび、平成２１年１０月８日に開催されま
した福井県医師会主催のインフルエンザ対策会議
におきまして、福井県健康増進課課長が「“受託
困難な医療機関”の届けを県医師会に提出してい
る医療機関には、スタッフ分も含めて新型インフ
ルエンザワクチンを提供しない方針であることを
会議上で明言した」
との情報が、出席したＦ病院院長Ｍ先生から連絡
がありました。

　この方針に対して、以下の点から、高次のご判
断をお願いする次第です。

１　透析患者は、高齢者が多く、自力で他の施設
に予防接種を打ちに行くことは大変な困難を伴う
こと（当院での接種はできないことになっており
ます）

２　福井県内透析患者１６２６名中１２４名が当
院の患者（福井・坂井医療圏８５３名中１２０名
が当院）であり、当院は福井県、福井市、坂井
市、あわら市の透析医療の中核を担っており、個

人施設ではあるが公的診療施設に準じる状況であること

3　個人施設であり、多数の免疫機能が低下した患者を診療しており、院長自身あるいはスタッフが新型インフルエンザに罹患し診療能力が低下した場合、これらの多数の透析患者が一時的に放出されることになり、重大な局面になること（簡単に代替できる医療施設はありません）

4　"受託機関"になり一般住民に対応することは、当院の置かれた高い専門性の医療の崩壊に繋がり、多数の透析患者の生命を預かる院長としては絶対に応ずることができないこと

5　一番恐れる点は、現在でもスタッフから免疫能の低下した多数の透析患者に院内感染を引き起こす可能性が否定できないこと

以上のごとく、福井県内において代替が効きにくい高い専門性が必要な医療分野であり、さらに、個人施設ではありますが福井県の透析医療の中核

を担う公的施設であることを鑑みて、一律な杓子
定規な思考ではなく、危機管理の点からも、さら
には福井県内透析患者の生命を守るためにご高配
をお願い申し上げます。

　　　　　　　　　　　　　　　　　　敬具

平成２１年１０月　９日

　　　　　　　　　　鈴木クリニック院長

　　　　　　　　　　　鈴　木　　亨

坂井市長

　　坂　本　憲　男　殿

　　　　　　御机下

（あわら市長にも同様の内容の文書を送付）

拝啓

　秋冷の候、益々ご清栄のこととお慶び申し上げ
ます。

坂井市民の安全と幸福のために、日夜、ご精励の
ことに敬意を表します。

　（以下、西川福井県知事宛の文章と同様の部分

は省略）

　２　福井県内透析患者１６２６名中１２４名が当院の患者（福井・坂井医療圏８５３名中１２０名：坂井市１５６名中６４名が当院）であり、当院は福井県および坂井市の透析医療の中核を担っており、個人施設ではあるが公的診療施設に準じる状況であること

以上のごとく、福井県内および坂井市内において代替が効きにくい高い専門性が必要な医療分野であり、さらに、個人施設ではありますが坂井市の透析医療の中核を担う公的施設であることを鑑みて、一律な杓子定規な思考ではなく、危機管理の点からも、さらには坂井市内透析患者の生命を守るためにご高配をお願い申し上げます。
坂本市長におかれましては、上記状況を考慮していただきまして、新型インフルエンザワクチンが当院にも配分されるように、福井県に要望してい

ただきたいと存じます。

何卒、宜しくお願い申し上げます。

敬具

　福井県知事からの正式な返事はなく、途中の部署で揉み消された可能性が高いと想像しています。

　坂井市長とあわら市長からは、「福井県に要請しましたが、残念ですが供給を受けられませんでした」との連絡を受けました。

　言うまでもありませんが、近隣の医療機関に当院の透析患者さんに対する新型インフルエンザワクチン接種を依頼するために奔走して、全員の接種を終了した時は、本当にホッとしました。

　今回のPCR検査の厚生労働省の対応にせよ、2009年の福井県の新型インフルエンザワクチンの供給に対する対応にしても、国家公務員にせよ地方公務員にせよ、"どちらを向いて仕事をしているのか！"と思わずにはいられません。

　「国民」そして「弱者である人々」に、"一律な杓子

定規な思考ではなく"、真摯に対応することが"公務員
としての矜持"であることを、胆に銘ずるべきであると
思います。

（2020年3月）

研究不正大国の日本

　国の研究開発力を示す指標の１つである自然科学の論文数において、文部科学省科学技術・学術政策研究所が、中国が米国を抜いて、初めて世界1位になったとの分析結果を発表しました。

　同研究所は、2016から2018年の間に「Nature」などの約1万の科学雑誌に掲載された自然科学の論文、約154万本（年平均）を分析して、中国が論文数で約30.6万本（シェアで19.9%）となり、2位の研究大国の米国（18.3%）、3位のドイツ（4.4%）、また4位の日本（4.2%)を大きく引き離したと報告しました。中国の急上昇の背景には、豊富な研究費と共に、世界最多の約32万人を米国に留学させて最先端の研究を学び、多くの論文を発表しているためと考えられています。

　一方、2000年代に入り、日本の科学分野のノーベル賞

受賞者が相次いでいますが、残念なことに、わが国は、科学技術立国を目指していたはずですが、近年は国全体の「研究力」を示す論文数の量も質も低下が続いており、大学における研究力は危機的状況に陥っています。さらに、悲観的な状況なのは、研究論文のデータを捏造したり改ざんしたりする事例が続発していることです。そのため、科学に関する政策提言に取り組む一般社団法人「科学・政策と社会研究室」代表理事の病理医の榎木英介氏は、"日本は海外から『研究不正大国』とみられている"と警鐘を鳴らしています。さらに、同氏の「サイエンス誌があぶり出す『医学研究不正大国』ニッポン」（2018年8月22日のYahoo!ニュース）の記事の中で、「世界を代表する科学誌「Science」は、不正論文を報告するサイト「Retraction Watch（リトラクションウオッチ）が発表した『撤回論文数の研究者別ランキング』を引用して、研究論文全体の5％しか作成していない日本人が、撤回論文が多い研究者上位10人のうちの4人を占める」ことを指摘しています。記事によると、元東邦大学麻酔科准教授のF氏は183件でダントツの1位、

次いで元弘前大学教授（骨の研究者）のS氏となっていますが、（教授そして教授を目指す研究者の数は多いけれど、）不正を行う大多数は、若手研究者となっています。彼らは、安定した研究職を得て、どこか良いポジションを狙うために、多くの論文を発表しなければならないためと論じています。

　私は、新潟大学医学部を卒業して内科の医局に入局して、卒後7年目に文部教官・助手として任用されて研究ポストにつくことになりました。その数年後、上司から、尊敬する先輩のI先生が教授に就いている施設の助教授（現在の准教授）ポストに応募するように指示が出たことがありました。その時点では、ようやく研究者としてのスタートを切ったばかりで、後にライフワークとなる研究を開始したところでしたので、悩んだ末に、I先生のご自宅に伺って、率直に自分の気持ちを話したことがあります。I先生は、私の話を静かに聞かれてから、「鈴木君。君の気持ちはわかりました。君に来てもらいたいけれど、研究を頑張りなさい。君のキャリアに

傷がつくことになるけれど、了解しました。」と、穏やかに答えて下さいました。そのことがあってから、研究成果が外国雑誌に掲載されるたびに、英語論文を、I先生にご送付させていただきました。その行為は、私にとって、ある意味での免罪符でした。

　研究に関しては、人・患者さんを対象とした臨床研究が主体であり、真摯に検討して論文作成を行い、他施設による追試も十分に考慮したものでした。

　研究不正とは、研究データを加工する「改ざん」、架空の研究結果をつくる「捏造」、他人のデータ・アイデアを無断流用する「盗用」や同様の内容を複数の雑誌に投稿する「二重投稿」などがありますが、文部科学省はこれらのうちの「改ざん」、「捏造」、および「盗用」を特定不正行為と定義して、同省の研究資金を受けた研究活動を対象に、大学・研究機関に対してガイドラインに基づく調査などを求めるようになっています。同省によると、2015から2019年度の間で、特定不正行為の件数は49件で、人文・社会科学系が27件、生命科学・医学系

が18件、理学・工学系が4件が認められています。

　『なぜ研究不正が繰り返されるのでしょうか？』

　日本においては、どの分野においても、研究室のトップに教授がいて、その下に「部下」とも言える研究者がいる構図が一般的です。研究の指導・評価から、研究ポストの斡旋までの権限が教授に集中するシステムであり、教授（上位の研究者）に逆らえば、不利益を蒙り、将来を閉ざされる気持ちになります。

　著名な学術雑誌への論文掲載が至上命令のようになり、研究室のリーダーが考えるストーリーに見合った実験結果を忖度して、研究室のメンバーは改ざん、捏造を繰り返し行うようになると考えられます。

　実際、東京大学分子細胞生物学研究所の2人の教授が、論文中の画像の改ざんや捏造を理由に相次いで懲戒解雇される事態が起きて、センセーショナルに報道されたことがありました。

　研究不正の防止のための各施設の努力があり、施設内の研究者が論文提出の際に、基になった生データの提出

と保管、さらに不正な画像操作の有無のチェックなどが行われるようになっています。

　今後、日本独特な研究室の構造的な問題の解決を行い、相互の率直な批判ができるシステムを構築して、「結果はこうなるはず」という先入観を排除した研究姿勢を確立して、"科学立国日本"を目指してもらいたいと思います。

（2020年8月）

社会・世の中についての

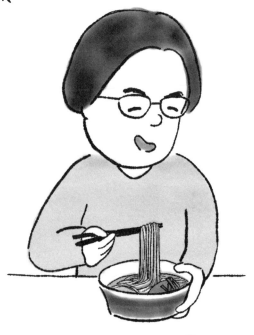

独り言

東京都港区芝5丁目13番11
第2二葉ビル401

青山ライフ出版

読者カード係　行

通信欄

ご意見・ご感想などお寄せください。小社ウェブサイト（http://aoyamalife.co.jp）で紹介
させていただく場合がございます。あらかじめご了承ください。

読者カード

青山ライフ出版の本をご購入いただき、どうもありがとうございます。

●本書の書名

●ご購入店は

_____

・本書を購入された動機をお聞かせください

・最近読んで面白かった本は何ですか

・ご関心のあるジャンルをお聞かせください

・新刊案内、自費出版の案内、キャンペーン情報などをお知らせする青山ライフ出版のメール案内を（希望する／希望しない）

　　　　★ご希望の方は下記欄に、メールアドレスを必ずご記入ください

・将来、ご自身で本を出すことを（考えている／考えていない）

（ふりがな） 　お名前	
郵便番号	ご住所
電話	
Ｅメール	

・ご記入いただいた個人情報は、返信・連絡・新刊の案内、ご希望された方へのメール案内配信以外には、いかなる目的にも使用しません。

小惑星の地球衝突の回避に向けた戦いが始まった！？

「1997年7月に人類が滅亡する」という有名なノストラダムスの予言が、1990年代後半に本当に現実となってしまうのではないか、と社会的な騒動を起こしたことがありました。

日本でノストラダムスの予言が注目されるようになったのは、1973年に五島勉氏の著書「ノストラダムスの大予言」の出版が契機であり、ベストセラーになったこの本が"1980年代以降の新宗教の登場に少なからず影響を与えた"、と指摘する識者もいます。さらに、オウム真理教の唱える「ハルマゲドン」による地下鉄サリン事件発生の遠因に繋がったと考える人たちもいます。（ハルマゲドンは、「アルマゲドン」と表記されることもあり、世界の終末的な善と悪の戦争や世界の破滅そのものを示す言葉と言われています。）

123

騒然とした世の中で、人類終末の到来も夢物語と一笑に付してしまうこともできない雰囲気の時代の1998年、ブルース・ウィリス主演映画「アルマゲドン」は全世界興行収入ランキングにおいて、「プライベート・ライアン」、「GODZILLA」、「ディープ・インパクト」などを抑えて第1位に輝きました。

　映画は、テキサス州の大きさに匹敵する小惑星が、18日後に地球へ衝突することにより地球環境は致命的打撃を受けて、人類の滅亡が避けられない危機的状況下という設定で始まり、小惑星の核爆弾による破壊が主演（ブルース・ウィルス）の犠牲によって成功して地球の危機が救われるという内容ですが、何度も鑑賞して、その都度感激をあらたにしています。

　小惑星の地球への衝突は、地球の歴史上確認されており、6500万年前に直径10キロメートルの小惑星が衝突して、恐竜が絶滅する原因となったと考えられています。遠い遠い将来に、小惑星が衝突することはあり得るだろうと考えることはありましたが、まさか、それが現実のことになる可能性が近々あるとの研究成果が、アメリカ

航空宇宙局(NASA)などのチームから発表になり、大変驚きました。

　"2135年に、全長487メートルのエンパイアステートビル大の小惑星「ベンヌ(Bennu)」が地球に衝突する可能性がある。"の小さな新聞記事でした。

　衝突の可能性は、100年以上も先の出来事で自分の生きている間ではないので、パニックにはなりませんでしたが、びっくり仰天しました。さらに、世の中が全く感知していないことに、また、驚きました。

　小惑星衝突というSF映画のような事態に備えて、NASAは2016年に惑星防衛調整室を設置して対策の検討を開始して、地球との衝突軌道に入った小惑星に、全長9メートル、重量8.8トンの宇宙船「HAMMER」をぶっつけた衝撃で地球スレスレを通過する軌道に変更する計画（緊急対応用超高速小惑星緩和ミッション）を立てているとのことです。一方、ベンヌサイズの巨大小惑星に対しては全くの無力であるとのニュースもあります。代替案として、ベンヌの軌道を唯一変更できる方法は、核弾頭をベンヌに打ち込むことですが、放射能を帯びた小

惑星の破片が地球に降り注ぐ可能性が高いため、推奨できない計画であると言われています。

　現時点で、小惑星「ベンヌ」の衝突確率は2700分の1ですが、もし、ベンヌが地球に直撃して衝突すると仮定すると、その衝撃は広島型原爆の8万倍に匹敵する破壊力と想定されており、世界規模の大惨事が予想されます。

　そんな中、2016年9月9日に打ち上げられたNASAの小惑星探査機「オシリス・レックス」が、2年3ヶ月に及ぶ約20億Kmの宇宙旅行の末に、2018年12月4日に目標天体である小惑星「ベンヌ」に到着した、との報道がありました。新聞報道では、単にNASAの小惑星探査機「オシリス・レックス」が、小惑星「ベンヌ」に到着し、小惑星のサンプルを持ち帰るとの内容のみであり、果たして日本人のどの位の人々が、将来、地球に衝突する可能性のある小惑星に対する人類の回避へのチャレンジが始まっていることを認識しているのか、心配になります。

　探査機のオシリス・レックスは、今後数ヶ月をかけて、ベンヌの北極から赤道領域、南極の順で探査を行

い、小惑星の質量や自転速度を調査した後、ベンヌの表面へ降り立ってサンプルを採取して、2023年9月に地球へと持ち帰る計画となっています。

　オシリス・レックスからのデータは、将来の人類の子孫が小惑星ベンヌの衝突リスクを理解して、対策を取るために役立てられると期待されます。

　無知こそ最高の幸せなのかもしれません！

　地球よ！永遠なれ！！

（2018年12月）

マグロの初競りの高額な落札額

　築地市場は東京都内に11ヶ所ある東京都中央卸売市場の一つで、その規模は日本・世界最大であり、1935年から2018年までの83年間に亘って使用されてきた公設の卸売市場でしたが、2018年10月6日をもって営業を終了して、同年10月11日からは豊洲市場が開場して後を継ぐことになりました。

　そのため、平成30年秋に築地市場の移転後の平成31年の豊洲市場でのマグロの初競りの落札額が年末から注目されていました。

　そんな中で、平成31年1月5日早朝、今年最初の取引となる「初競り」が開かれ、青森県大間産278キロのクロマグロが3億3360万円で落札されて、東京中央卸売市場で記録が残る1999年以降の最高額となりました。競り落としたのは、すしチェーン「すしざんまい」の運営会社

128

で、社長の木村清社長は、「ここまで高いとは予想していなかった」としながら、「いいマグロを買えたので、お客さんに食べてもらえれば」と満足そうに、テレビのインタビューに答える姿がありました。最高額マグロは、築地のすしざんまい本店で解体されて、（同社によると1万5000貫分で単純計算では1貫当たり約2万2000円）大トロ398円、中トロ298円、赤身158円（税別）の通常価格で、お客さんに"大盤振る舞い"されました。

　築地マグロ初競り最高落札価格推移（過去10年）は、次のとおりです。2009年960万円、2010年1628万円、2011年3249万円で、落札者はリッキー・チェンと銀座の久兵衛でした。2012年から2017年は、5649万円、15540万円、736万円、435万円、1400万円、7420万円であり、すしざんまいの喜代村が、2018年3645万円で鮨おのでら、が落札しています。

　「マグロバブル」の傾向は、2012年に「すしざんまい」の木村社長が、東日本大震災からの復興も兼ねた契機づけの意味合いもあり、「最高のマグロを日本の方々に」ということで、香港・久兵衛連合と張り合ったのが

契機となっています。

　今回のマグロ初競りで高額の落札額となったのは、「すしざんまい」と「鮨おのでら」との競合があったのが最も大きな要因と考えられますが、「ご祝儀相場」と「初物食い」という日本独特のものが要因として加味されたと考えられます。

　ご祝儀相場とは、お祝いのために採算を度外視して高値をつけることを意味しますが、平成31年の年明けの初競りは、移転後の豊洲市場では始めてのことになることから、ここでは豊洲市場の開場のお祝いの相場とも言えるでしょう。

　日本人は昔から初物を好む傾向がみられ、"初物を好んで食べる人"のことを「初物食い」と言いますが、毎年のボジョレー・ヌーボーの解禁日の大騒ぎにもみてとれます。初物とは、その季節に初めて収穫した野菜や果物、魚介類などを指す言葉ですが、昔から旬のものは栄養価が高く健康に良いと考えられていることから、日本人は初物に価値を見出してきています。今回の初マグロにも、同様の価値観が反映しているものと考えられま

す。

　それにしても、初マグロ一匹をめぐって、高額な落札価格で競り落とす意味は何なんでしょうか？最近では、報道による宣伝広告効果があるためと考えられています。

　初競りは、テレビや新聞の注目が集まるため、そこで最高値をつけた業者は、いい宣伝効果になるために、自然と値段が釣り上がることになります。テレビや新聞などで大騒ぎする位の広告宣伝費はかなりの額になることを考えると、あのマグロは宣伝広告費で賄えると考えられ、決して高い買い物ではないのかも知れません。某テレビ局のコメンテーターが、今回の高額落札額について、「テレビのキー局のゴールデンタイムで、数百本のCMを流したと同じ宣伝効果がある」とコメントしましたが、それほどまでに落札できれば、報道番組が黙っていても無料で宣伝をしてくれているのですから、店（会社）の注目度が高まり、宣伝効果は抜群になるようです。

　宣伝効果が上がれば、結果的には来客数は増えて、あ

そこに行けば高いと評判のマグロが食べられると来店す
るお客さんが、マグロだけ食べて満足するとは考えられ
ません。当然、他のネタの寿司も食べることにつなが
り、巡りめぐって利益は出てくることは容易に想像がつ
きます。

　いつまで、マグロの初競りの落札額の高騰が続くので
しょうか。

（2019年1月）

危機に瀕する自治会

「町内会」という言葉は、テレビのホームドラマなど
でよく耳にしますが、日本の集落あるいは都市の一部
分・町において、そこに住む人たちによって組織され
る、防災・防犯活動、祭りなどの親睦活動、ごみステー
ションの管理などの地域の課題を解決するための任意団
体です。

　2003年に総務省が行った調査においては、町内会等
の名称としては「自治会」が42.8％で最も多く、次いで
「町内会」が24.6％、次いで「町会」、「部落会」「区
会」となっていますので、以下は自治会という言葉を用
いることにします。

　自治会の活動内容は、その地域の歴史などにより大き
く異なります。実際、平成18年度国民生活モニター調査
「町内会・自治会等の地域のつながりに関する調査」に

おいては、実施している活動の割合が多いものから、

　　１．行事案内、会報の配布などの住民相互の連絡

　　２．市区町村からの情報の連絡

　　３．盆踊り・祭り

　　４．街灯の管理

　　５．行政への陳情・要望

となっています。

　一方、1968年の「住民自治組織に関する世論調査」によると、

　　１．募金の協力

　　２．市町村と住民の連絡

　　３．消毒

　　４．運動会、レクリエーション、旅行

　　５．街灯管理

となっており、時代による違いが見られます。

　自治会の活動に際して問題となることとしては、個人情報保護法が改正されて、2017年から個人情報を取り扱う団体は、規模の大小や営利・非営利を問わず個人情報保護法の適用対象になり、個人情報の取り扱いに注意が

必要になってきたことが挙げられます。

　さらに、問題となってきたことは、加入・参加する世帯が減少の一途を遂げていることです。1968年に行われた内閣府の「住民自治組織に関する世論調査」においては、自治会への加入率は市部で88.7%、町村部では90.5%であったものが、2010年の「国民生活選好度調査」においては、全体で73.0%まで低下してきています。

　自治会の活動単位は家族を想定していることから、単身者の生活環境を考慮しないスケジュールのために、単身者は加入しない、あるいは、加入しても活動に参加できないケースが多く認められます。生涯未婚率の増加も認められており、今後、自治会への参加人数は低下を示すことは明らかです。さらに、地方においては、高齢化が顕著となっており、自治会に加入していても高齢のために活動ができない住民が増加してきている現状があります。

　このような自治会の問題が明らかになってきている中、2019年1月12日付けの福井新聞において、"福井市内にある美山地区の東俣町にある「東俣町自治会」と、

福井市中心部に近い乾徳2丁目の一画にある「乾徳10自治会」の2つの自治会が解散した”との記事が掲載されました。自治会では自治会長などの役員以外にも、地区の自治会連合会などから割り振られる役職を務める負担があり、2つの自治会の住民が役を担えなくなったことから、苦渋の選択をしたと報じられています。福井県市町振興課によると、合併に伴う解散以外で、住民が居住しているにも関わらず自治会がなくなるのは福井県内で初めてのことになります。自治会の解散に伴って、防犯灯の設置・電気料の補助金、ごみステーション美化協力金などの各種補助が受けられないことになり、今後の環境の悪化が懸念されます。

　全国の約30万の自治会が抱える課題は、多種多様であり、さらに地域固有の背景を有することから、簡単に答えが出る問題ではありません。しかし、わが国の超高齢化社会が避けられないことから、それに伴う影響や地域コミュニティーの希薄化による自治会の解散の連鎖が懸念されます。

　（2019年2月）

これこそ御用学者

　厚生労働省の統計不正問題が明らかになりました。毎月勤労統計においては、正しくは従業員500人以上の事業所は全て調べなければならないところ、2004年から東京都でサンプル調査に切り替えて、統計委員会に偽りの報告をしていました。賃金構造基本統計調査においては、事業所に実際に訪問して聞き取り調査をすべきところを郵送調査で行っておりました。どちらも法律違反の行いです。

　さらに、問題の発覚を恐れて、サンプル調査の数字を勝手に補正した結果、2018年の賃金の伸び率が異常に高くなることを知りながら、隠して発表をしていました。安倍晋三首相は、「アベノミクスのおかげで、賃金上昇は最近では最高の伸びを示し、実質賃金はプラスになった」と繰り返し発言をしてきました。しかし、正確に計

算をし直すと、2018年の実質的な賃金は逆にマイナスになることが明らかになり、政府も認めざるを得ない状況になりました。

　景気判断や政策の基礎となる統計データを誤魔化していたら、私たち国民は何を信じて良いかわからなくなります。諸外国からも、わが国の統計データが信じるに値しないと判断されたら、日本への投資もなくなってしまいます。全く、許すことができない行為です。

　国会の衆議院・参議院の予算委員会でも、連日、この問題が取り上げられていますが、政府ならびに厚生労働省などは、野党の追及にのらりくらりと争点はずしの答弁を繰り返し、まともに答えない答弁に終始して逃げの一手です。

　また、厚生労働省が調査の中立性や客観性を明確にするために、計6名の外部委員で構成される「第三者委員会」として「毎月勤労統計調査等に関する特別監察委員会」を設置しましたが、その調査報告は"厚生労働省の「虚偽」は認めても「組織的隠蔽」を否定する"ものでした。

　2019年3月5日の参議院予算委員会において、日本共産党の小池晃書記局長は、毎月勤労統計の不正・偽装問題を検証する厚生労働省の特別監察委員会のH委員長が第三者委員会の委員長として中立性・独立性に問題があるとして、H氏が厚生労働省のどの審議会・研究会の委員に就任していたか、と質問をしました。

　それに対して、根本匠厚生労働大臣は以下のように答えました。

　H氏の厚生労働省における審議会・研究会等の委員就任状況

（2014から2018年度）

１．労働政策審議会　会長

２．実践型地域雇用創造事業等選抜・評価委員会　会長

３．戦略産業雇用創造プロジェクト評価・選定委員会　会長

４．ジョブ・カード制度推進会議　座長

５．雇用政策研究会　座長　会長

６．地域活性化雇用創造プロジェクト評価・選定委員会

７．労働政策審議会労働施策基本方針部会　部会長

8．毎月勤労統計調査等に関する特別監察委員会　委員
　　長

（後日、H氏は2001年以降、延べ35の厚生労働省関係の
委員に就任していることが判明しました。）

　このようにH氏が厚生労働省の多くの審議会や研究会
において会長などに就任していることが明らかとなり、
"厚生労働省と一心同体"と言われても否定ができない
状態となっており、第三者委員会の委員長として中立
性・独立性に問題があると認められることになりまし
た。厚生労働省、言い換えれば現政府にとり、都合が良
いように対処するような行為は、まさに"御用学者"と
言われてもしようがないものと考えられます。

　"御用学者"のそもそもの語源は、江戸時代に江戸幕
府から雇われて、歴史の編纂や学術研究を担当した学者
を指します。時の権力者や政権にとり、「都合のよい歴
史をつくること」は古今東西の国々で行われてきたこと
で、「武力で支配する時代」が終焉を告げ、政権（お
上）の正当性で支配する時代となれば、お上にとって都
合の良い歴史や思想をつくり利用するのは当然のことと

理解できます。

　特に、損得勘定がある政治の世界においては、この御用学者の存在に注意をして考えなければならことがあります。

　すなわち、時の政権が、「○○審議会でのお墨付きをもらった」と言って正当性を示そうとしますが、その時に政権に都合が良い構成員として御用学者を利用することに、気付くべき時と思います。

（2019年3月）

即席麺。お世話になっています！！

　「八王子　たまねぎ醤油ラーメン」、「横浜家系とんこつ醤油ラーメン」と「凄麺ねぎみその逸品」の3種のラーメンをその日の気分で、クリニックの医局で食べるのが、ここ最近の私の昼食時の風景となっています。食事の時間が十分に取れないような時間に追われているときには、即席麺（インスタントラーメン）はとても重宝ですし、近頃は本当に美味しくなっています。

　即席麺は、1958年8月25日、中交総社（現在の日清食品）から発売された"チキンラーメン"が世界初であり、発明したのは安藤百福（ももふく）氏と言われています。息子で、現在の日清食品ホールディングス社長である安藤宏基氏は、父親の百福さんについて、「世の中を明るくすることはないか、役立つことはないか」を考え続けた人、そして「執念を持ってやれば必ずできる。

常識にとらわれるな」と口癖で言い続けた人、と表現しています。

　現在では、インスタントラーメンは袋麺あるいはカップ麺の2種類として、さまざまな国で、いろいろな地域で、多様な家庭の味で楽しまれていますが、安藤宏基氏は、インスタントラーメンの5原則として、①美味しいこと、②簡単に調理ができること、③家庭に常備されるように保存性が高いこと、④安全で衛生的であること、そして、⑤値段が手軽であること、を挙げています。

　インスタントラーメンの主な材料は、小麦粉、食用油と調味料で、人の体が欲する炭水化物、油と塩の塊なのです。そして、油で揚げられることにより、1食分のカロリーをこれだけで十分にまかなうことができ、空腹を満たせることができます。

　2005年7月には、日清食品と宇宙航空研究開発機構（JAXA）が開発した宇宙ラーメン「スペース・ラム」を、宇宙飛行士の野口聡一氏が乗り込んだスペースシャトル「ディスカバリー」の無重力状態の宇宙空間で食べる様子がテレビのニュースで紹介されて、話題になった

ことを思い出します。

　「スペース・ラム」の開発に際しては、微小重力（無重力）空間でも、スープが飛び散らないように粘度が高められ、さらに、スペースシャトル内で供給可能な70℃のお湯でも湯戻し可能な麺にするために、小麦粉やでんぷんの配合が工夫されました。また、スープと同様に、一本一本の麺が飛び散らないように、湯戻し後も形状が保持されるように一口大の塊状麺が採用されました。塊状麺の大きさは、野口宇宙飛行士が試作段階で実際に口にして、最も食べ易いサイズが決まったとされています。

　その後、即席麺はさらに進化して、多様な栄養素を練りこむことが可能となってきたことから、健康面への配慮が可能となり、個人個人の要求に応じた即席麺が流通することが考えられます。

　今後、即席麺は、災害時における非常食、安全・安心な食品、食糧不足で悩む国々への援助食、さらには、個人的に不足している栄養素を摂取できる健康食として、さらなる飛躍が期待されます。即席麺、これからもよろ

しく。

（2019年3月）

土俵と靴とスリッパ

　平成13年大相撲夏場所の千秋楽決定戦（2001年5月27日）が、横綱貴乃花と横綱武蔵丸の間で行われましたが、覚えている人も多いことと思います。

　貴乃花は、全治2ヶ月の右膝亜脱臼の状態で強行出場をして、武蔵丸を全身全霊の上手投げで下しましたが、勝利の瞬間に見せた"鬼の形相"は人々の記憶に残るものとなりました。貴乃花にとっては、結果的に現役最後となる22回目の賜杯を抱くことになりました。

　表彰式においては、小泉純一郎首相が、「痛みに耐えてよく頑張った。感動した！　おめでとう！」と、相撲ファンの気持ちを代弁するような賛辞を送り、とても感動した覚えがあります。

　相撲においては、土俵は神聖な場所とされており、土俵に土足で上がるのは厳禁であるため、表彰式の時など

は日本相撲協会が履物（スリッパ）を用意してそれを使用してもらうことになっています。当然、小泉首相もスリッパに履き替えて土俵に上がり、優勝杯を貴乃花に渡しました。

　令和元年の大相撲夏場所千秋楽では、トランプ米国大統領が優勝した朝乃山に大統領杯を土俵上で手渡しました。この時、トランプ大統領は"特注スリッパ"を履いていましたが、革靴に見えるようなデザインのために、ネット上で大変な批判が起きる状況になりました。トランプ大統領がスリッパでの土俵入りを拒否したという情報もありますが、通常は表彰式での外国のプレゼンターはスリッパを履いているのに、今回の米国大統領だけ「特注のスリッパで対応する」特別扱いをしたことへの批判もありました。

　スリッパには屋内用（上履き）と屋外用（下履き）がありますが、欧米においては屋内でも原則として外履きの靴を履くので、一般には屋内用スリッパの使用は自室や風呂場などに限られます。

　わが国においては、開国により西洋人が多く日本に訪

れるようになった明治初頭、室内で靴を脱ぐ習慣のない西洋人が、土足で室内へ上がりこむ問題が発生しました。そこで、それを解決するために、仕立て職人であった徳野利三郎が発案した上履きが、現在のスリッパの原型になりましたが、当時は靴の上から履くためのものでした。

　今回のトランプ大統領の大相撲観戦に際して、日本相撲協会は特注の皮製のスリッパを用意し、土俵に近い「マス席」を取り払ってソファーを設置し、観客に座布団などの物を投げないようにチラシを配り、ビンや缶入りの飲み物の販売を制限し、「相撲茶屋」からマス席の客に行われるお茶の提供サービスも、急須と茶碗が割れ物であるために、提供を中止するなどの対応を取りました。

　現在の日本には、「忖度」が横行して、「郷に入っては郷に従え」との諺は存在しないのでしょうか？

（2019年6月）

"Fun to Drive" と "Fun to Create"

　テレビのCMで、トヨタ自動車の豊田章男社長が「な
ぜスポーツカーをつくるのか」との質問に、「100年前
は、このアメリカには1500万頭の馬がいたんです。その
1500万頭の馬が、今は1500万台の車に変わっています。
ところが、馬は競走馬として残っている。それから、趣
味として乗る馬。そういう、馬を楽しむ方々のための馬
は残っているんですよ。そう考えますと、自動運転など
で車がいわばコモディティ化していってしまった時代に
おいて、必ず残る車は、Fun to Drive ですよ。」と答
えているのを観て、何か共感を覚えました。

　私も学生時代から車の運転が好きで、運転席に座る
と、何か落ち着く気分になります。学生時代は日産フェ
アレディ Z・2/2、大学卒業後は日産フェアレディ 280
Z、日産マキシマと義父から貰ったトヨタ・クラウン・

マジェスタ、個人クリニックを開いてからは、プジョー607、ジャガーS・ジャガーXJ・ジャガーXJ（スパースポーツ）、ポルシェ・カイエンとケイマンを運転して、"Fun to Drive"を実践しています。

　人類がつくりあげた究極の競走馬として、優れた雄(オス)と雌(メス)の交配を積み重ねて走る能力を高めてきたのが「サラブレッド」です。そもそもサラブレッドとは"純血種"という意味であり、その純血種づくりは18世紀の英国で"3大始祖"と呼ばれるダーレーアラビアン、バイアリータークとゴドルフィンアラビアンに、優秀なメスを配合することから始まりました。そのため、全てのサラブレッドは、3大始祖のいずれかの血を受け継いでいることになります。速い競走馬づくりで大切なことは、両親から受け継ぐ遺伝的な資質ですが、競争能力を決定するものは資質だけではありません。

　サラブレッドの全てが3大始祖の子孫であるために、サラブレッドにおいては遺伝的多様性の幅が狭いことから、トレーニングが重要になってきます。

　日本中央競馬会の競走馬総合研究所（運藤科学研究

室）の、若いサラブレッドを用いた研究では、人が騎乗する伝統的なトレーニングだけをするよりも、トレッドミルを併用した方が酸素を取り込む能力（最大酸素摂取量）が上昇して、走るスピードも増加することが示されています。さらに、最大酸素摂取量の上昇が限度に達した成熟したサラブレッドにおいても、低酸素濃度の環境でトレーニングを続けていると、最大酸素摂取量が増加することがわかりました。これらの研究成果から、サラブレッドにおいても、低酸素下のトレーニングは、競走馬としてのパフォーマンスを高めることが考えられようになってきました。

　さらに、筋肉の毛細血管やミトコンドリア、乳酸などのトレーニング効果に関する研究やアミノ酸代謝など、栄養に関する研究などを総合的に行うことで、サラブレッドが速く走ることができる仕組みを明らかにしようとしています。

　走ることを最優先に改良されてきた競走馬。それに携わる人々にとっては、

「サラブレッドは、まさに "Fun to Create"」なのか

も知れません。

（2019年6月）

トランプ大統領と金正恩委員長の板門店での対話

　板門店は、第二次世界大戦後の冷戦状況下において、南北朝鮮と同じように、分裂国家であった東西ベルリン間に築かれた「ベルリンの壁」と並んで、長い間「冷戦の象徴的存在」でした。その後、世界の各地域における冷戦が終結に向かうことになり、ベルリンの壁が崩壊した後にドイツが再統一した1990年以降には、世界で唯一の"冷戦の最前線"になっていました。

　板門店内においては、韓国軍を中心とする国連軍と、北朝鮮軍の両軍が境界線を隔てて警備についており、原則として南北両兵士は軍事境界線を越えてはならず、"境界線を越えた者や相手兵士と会話を交わした者は死刑に処せられる"と定められています。

　共同警備区域（Joint Security Area: JSA）は国連軍と北朝鮮軍の兵士が共同で警備に当たっていますが、

2000年にJSAにおいて南北の兵士たちの交流を描いた映画『JSA』は大ヒットを記録したことがありました。これに対して、韓国の退役軍人から、「南北の警備兵が親密になることは実際には考えられない」との抗議があり、現役兵士も全面否定したとの顛末がありました。

2019年6月30日トランプ米大統領と北朝鮮の金正恩朝鮮労働党委員長は、南北軍事境界線がある板門店で会談し、トランプ氏は現職の米大統領としては初めて北朝鮮側に越境をしました。その後、金氏と韓国側に戻って「自由の家」において約1時間の会談を行いましたが、このニュースにはとても驚かされました。さらに、トランプ氏が前日の29日にツイッターで会談を呼び掛けて、これに対して金氏が即座に応答したとする報道に、本当に驚かされました。

その後。"やっぱり"と思った報道が、2019年7月5日付けの朝日新聞DIGITALでありました。それによると、米朝首脳会談で、トランプ米大統領が会談前に金正恩朝鮮労働党委員長に送った親書で、板門店で会いたいと示唆していたことが、米韓の外交関係者の話で判明し

ました。両国首脳は、個人的な信頼関係に基づいた「電撃会談」と強調していますが、実現に向けた事務方の事前交渉が行われていたことがわかりました。

　"とてつもなく広い宇宙の中の、小さな地球の狭い領域を巡る国同士の争いごとにおいては、人類であり人間である以上、話し合いで解決できないことはない"、ことを示した瞬間と思いました。たとえ、両者にどんな思惑が存在しても！！

（2019年7月）

恥の文化

　2019年11月８日の参議院予算委員会で、共産党の田村智子氏が、国の税金を使用して首相が開催する「桜を見る会」の問題をめぐり、安倍晋三首相が地元有権者ら"身内"を多数招待するという公私混同ぶりについて質問を行いました。これに対して、安倍首相は、「招待者の取りまとめには関与していません」と言い切りました。さらに、田沼氏が地元有権者らの多数参加を指摘すると、首相は地元の自治会やPTAの役員などで功績と功労のある人がいることを強調しつつ、「後援会の方が重複することも当然ある」と答弁しました。

　ところが11月13日に、桜を見る会を日程に含んだ観光ツアーを地元有権者に案内する首相事務所名義の"地元有権者への"優遇"を強く疑わせる文書"が明らかになると、安倍首相は同日夜に、同会の来春の開催中止を急

遽発表しました。

　「桜を見る会」の前身としては「観桜会」があります。この会は、1881年に吹上御所で「観桜御宴」が行われたのを前史として、1883年から1916年までは浜離宮に、1917年から1938年までは新宿御苑に会場を移して、国際親善を目的として皇室主催で行われていました。

　1952年に吉田茂首相が、観桜会を復活させる形で、総理大臣主催の会としてはじめたのが「桜を見る会」であり、日米安保条約をめぐる安保闘争が激化した時期や阪神・淡路大震災等で何度か中止されたことはありますが、現在まで継続されてきています。安倍首相になってからは、2013年から2019年まで連続して開催されてきていました。

　「桜を見る会」の目的は、“各界において功績、功労のあった方々を招き日頃の労苦を慰労するため」となっており、芸能人をはじめ多くの招待客が、会の目的に本当に符合するか、批判の対象となっています。

　そのような中で、安倍首相が公私混同という私的な事情を問われて、この会を突如中止にする決定をしたこと

は批判されるべきものと思われます。

　さらに、安倍首相や妻の関与が疑われた森友学園問題では、公文書が官僚によって廃棄されたり、さらに首相の友人への優遇が疑われた加計学園の獣医学部認可問題では、首相官邸への訪問者の確認を求められた官邸側が、記録は廃棄されて保存されていないと主張するにおよび唖然とさせられました。

　「ああ言えば、こう言う」との官僚たちの態度は、"日本が自民党の一党支配"かと思わせるようです。最近の政治家や官僚たちの、権力者に阿る（おもねる）ような風潮は、一体どこから来るのでしょうか？

　かつて、本の表題に興味を持ち、米国の文化人類学者のルース・ベネディクトが著わした「菊と刀」を読んだことがあります。ベネディクトは、戦争情報局（第二次世界大戦期にフランクリン・ルーズベルト大統領が設置したアメリカ合衆国の情報・プロパガンダ機関）の日本班のチーフであり、恩や義理などの日本文化固有の価値を分析しました。日本が敗戦を迎える前年に「菊と刀」は書かれましたが、日本の降服後、日本をいかに占領統

治していくか、この本で日本人の国民性を研究して統治
の基本路線の青写真が決められました。

　「菊と刀」の中で、ベネディクトは欧米の文化は〝罪
の文化〟であり、一方の日本人の文化は〝恥の文化〟で
あると考えました。

　欧米はキリスト教の影響もあり、行動の規範には宗教
の戒律が存在しており、神の戒律に従えば精神は安定し
ますが、それに反した時は強い罪の意識を自覚すること
になります。これを、ベネディクトは〝罪の文化〟と規
定しました。

　多数の神々や霊魂を信仰する日本では、仏や神に対す
る意識は、欧米人の神に対する意識ほどは強くはありま
せん。狭い国土の日本で、多くの人々と生きて行かなけ
ればならないため、自然と「世間の目」を強く意識する
ことになります。怖いのは、他人の目であり口であり、
他人に笑われたくない、恥をかきたくない意識であり、
これこそが日本人の行動を規定していると、ベネディク
トは考えたのです。要するに、ある事に対して、正しい
か否かで行動を決めるのではなく、世間がそれをどう思

うかで、自分の行動を決めていることになります。これを、"恥の文化"とベネディクトは呼びました。

「恥の文化」においては、恥をかきたくない意識から、義理や人情を重んじ、さらに名誉を重んじて、高潔な行動をとり他人から賞賛されることも出てきます。一方、世間の目を恥じることは、世間の目が変われば自らの恥の感じ方も変わることに繋がり、ある面において狡猾で功利的行動に繋がることになります。

まさに、最近の政治家や官僚たちの、権力者に阿る（おもねる）ような風潮は、「恥の文化」の悪い面が表出したものではないでしょうか。正義や良心に対する絶対的な価値感を人生の拠りどころとする人々には、到底理解できない風潮だと思います。

今こそ、温暖化問題をはじめとして、"自分自身の正義や良心に従って行動しなければならない時代である"と思います。

（2019年11月）

ストラディバリウス

　今までに印象に残っている音楽シーンは、高校生の時に日比谷公会堂において行われた全盲のバイオリニストである和波孝禧（わなみたかよし）氏のソロ演奏です。演奏された曲目は忘れましたが、ステージ中央に1人立ってバイオリン演奏をする盲目の和波さんの姿に感動しました。

　その後、機会のあるごとにクラシック音楽のコンサートに出席してきましたが、バイオリンのソロ演奏を聴くチャンスはありませんでした。

　2019年12月15日に地元のユアーズホテル開業40周年記念「千住真理子ディナーコンサート」に招待されて、久しぶりにバイオリニストとして有名な千住氏の演奏を堪能しました。彼女は、2002年秋にストラディバリウス「デュランティ」との運命的な出会いを果たして話題と

なったことがありましたので、彼女が奏でるストラディ
バリウス「デュランティ」の音色を期待して、コンサー
ト前のディナーを楽しみました。千住氏の演奏は素晴ら
しく、終了後のサイン会では、彼女の演奏のCDを家族
で10枚購入して、全てにサインをしていただき、握手を
2度もして良い思い出になりました。

　ストラディバリウスは、イタリアのストラディバリ父
子3人（父：アントニオ、子：フランチェスコとオモボ
ノ）が製作した弦楽器を指し、特にアントニオ・ストラ
ディバリが17世紀から18世紀にかけて製作した弦楽器が
有名でよく知られ、さらに、父子はバイオリン、ビオ
ラ、チェロ、マンドリン、ギターなど約1100から1300挺
の楽器を製作して、約600挺が現存しています。

　ストラディバリウスはバイオリニストや収集家にとり
羨望の的であり、オークションではしばしば高額で落札
されることがあり、現存する真作の中では、2011年に
1721年製のストラディバリウス「レディ・ブラント」が
1589万4000ドルで落札されて最高額を記録しています。

　一般的にバイオリンの価格は以下の示すレベルにより決められています。

　レベル1「入門者向け」：30万円以下

　レベル2「新作」：30〜100万円

　レベル3「新作の良品」：100〜300万円

　レベル4：音楽大学生用：300〜500万円

　レベル5：プロ仕様：500〜1200万円

　レベル6：プロ仕様（レベル5よりも古い）：1200〜
　　　　　4000万円

　レベル7：超・一流：4000〜8000万円

　レベル8：超越者：8000万円〜

プロは通常レベル5以上を使用していますが、最高のレベル8クラスになると、ストラディバリウスなどの歴史的文化遺産も含まれて、世界でも極少数のソリスト達のみが使用するのみです。高額である以外に、そのレベルのバイオリンを演奏できる実力が必要になってくるからです。

　ストラディバリウスを日本人で自己所有するバイオリ

ストには、前述の千住真理子氏、高嶋ちさ子氏（ルーシー）、中澤きみ子氏（ダビンチ）、辻久子氏（ディクソン・ポインター）、海野義雄氏（トゥーロー）、篠崎功子氏（ウェブス）と徳永二男氏（ロチェスター）たちが挙げられます。また、ストラディバリウスは億単位という高額で売買されることから、日本においては、公益法人や企業の保有しているストラディバリウスが音楽家に貸与されることがあり、特に日本音楽財団は複数のストラディバリウスを保有しており、バイオリニストに無償貸与しているのが現状です。

　世界的に名が知られているチェリストのヨーヨー・マ氏は、「この楽器には魂があり、想像力を持っています」と話して、多くの音楽家から評価されて、最高で1600万ドル（約18億円）の値がつくほど高価なストラディバリウスですが、本当にそれだけの価値があるのでしょうか？　バイオリン演奏のプロでない私たちが、現代のバイオリンとストラディバリウスの音色の違いを聞き分けるのは困難であり、なぜ評価されるのか理解できる人は少ないと思います。そのため、世界ではストラ

ディバリウスの音色に関するいくつかの実験が行われています。

　2012年には、6台のストラディバリウスを含む9台のビンテージバイオリンが用意され、それらの100分の1の価格で取引されている新作バイオリン13台の合計22台が10名の世界的演奏者によって演奏され、演奏者自身による楽器のランク付けが行われました。その結果、演奏者は、演奏した楽器がビンテージ楽器なのか新作楽器なのか区別することができませんでした。また、聴衆もストラディバリウスを含んだビンテージバイオリンよりも新作バイオリンの方を高く評価する結果となりました。

　この予想外の結果について、専門家でさえ明快な答えは出せないと思います。

　ここで疑問に思うことは、新作バイオリンとはどのようなものなのか？　という点です。

　新作バイオリンは比較的安価ですが、各種“モデル”が用意されています。名器をモデルにしたバイオリンもあり、ストラディバリウス・モデル、グァルネリ・モデル、アマティ・モデルやグァダニー二・モデルなどがあ

ります。

　ストラディバリウス・モデルは1715年前後の楽器をモデルにしたものが多く、高音成分が多めの華やかな音を持つものが多いようです。

　グァルネリ・モデルは1735〜1740年前後の楽器をモデルにしたものが多く、低音成分が多めの重い音の楽器が多いようです。

　アマティ・モデルは耳に優しい柔らかい音が多いようです。

　グァダニーニ・モデルは1750年頃の楽器をモデルにしたものが多く、中音域の多い大きな音の楽器が多いようです。

　このように、ストラディバリウスをモデルとして日々研究して、バイオリンを製作してくれば、ストラディバリウスの音色に近い音色を生み出し、現代人が好む音色になった新作バイオリンを製作者は生み出せると思います。

　ストラディバリウスの音色の秘密に関しては、長い年月にわたって科学的調査が行われてきており、ニスの秘

密、板の厚みの秘密、経年変化と木材に下処理の秘密が解明されてきており、「ストラディバリウスと新作バイオリンとの音色の差が認められず、かえって新作バイオリンの音色が好感が持たれた」との実験結果は、「長い年月の間にわたりストラディバリウスの音色は最高のものであり、現代のバイオリン技術が進化した結果、ストラディバリウスと同等の音色を生み出せるようになった」と良い意味に解釈すべきものと思います。

（2019年12月）

ミシュランに殿堂入りは必要？

　数年前から12月になると、“レストランの評価を星の数で格付けする”ことで知られているミシュランガイドが出版されるのを楽しみにしています。観光地を案内するものは緑色の装丁ですが、レストランガイドは装丁が赤色であることからレッド・ミシュランと呼ばれて区別されています。

　日本でも美味しいレストラン、飲食店、そして最近ではラーメン店までを紹介するミシュランガイドの評価は、世界共通であり、以下の5つの評価基準に基づいて行われます。

①　素材の質

②　調理技術の高さと味付けの完成度

③　独創性

④　コストパフォーマンス

ミシュランに殿堂入りは必要？

⑤　常に安定した料理全体の一貫性

これらの評価基準により与えられる星の意味とは、
　　三つ星：そのために旅行する価値のある卓越した料理
　　二つ星：遠回りしてでも訪れる価値のある素晴らしい
　　　　　　料理
　　一つ星：そのカテゴリーで特においしい料理
と、ミシュランガイドに記載されていますが、最近で
は、より気軽な店をビブグルマン（価格以上の満足感が
得られる料理）として記載を加えて裾野を広げていま
す。
　最近TBS系で俳優の木村拓哉さんがフランス料理店
のシェフとして、ミシュランの三つ星を目指して頑張る
ドラマ「グランメゾン東京」が話題となりました。木村
さんが演じる主人公の店のレシピを提供するのは、フラ
ンス料理店「カンテサンス」（東京都品川区）の岸田周
三氏で、ミシュラン東京で13年連続で三つ星を獲得して
いる有名シェフです。岸田さんは、三つ星を守り続ける
ことに対して、「プレッシャーもありますが、スタッ

フ全員のこれから1年のモチベーションになる大切なもの」と話しています。

　私は美味しい料理を食べるのが大好きな一人で、学会などの出張の際には、予め予約を取って、星のついた店を訪れるようにしています。多くのレストランは2ヶ月前から予約の受付をします。ある時、三つ星の岸田さんの店「カンテサンス」を予約しようと予約開始日に規定の受付時間に電話をしたことがあります。しかし、何回電話をしても繋がらず、夕方まで10回も電話をしてようやく繋がったと思ったら、「申し訳ありませんが、当日の席は、予約でいっぱいでご用意できません」と断られることがありました。その後も、出張の予定が決まると、予約受付の開始日の開始時間に合わせて電話をかけることを数回するも、「ツー、ツー、ツー」と1日中、話中で繋がらない三つ星の人気店には参りました。逆に、「そんな"大衆的"な店は、こちらのほうがごめん蒙ります！」の心境になりました。

　「ミシュランガイド東京　2020年版」を手に入れて、まず、三つ星の店を楽しみに探した途端に、発刊から

2019年版まで12年連続で「三つ星」を獲得していた「すきやばし次郎本店」が掲載されていないことに驚きました。さらに驚かされたことは、英国BBC、英国ガーディアンや米国CNNなどの世界中の報道機関が、古いビルの地下で10席ほどの小さな寿司店なのに、「Jiroがミシュランから消えた」と報じたことです。「すきやばし次郎」が有名になった理由としては、オバマ前米国大統領が来日した際に、安倍晋三首相と「すきやばし次郎」を訪れたこともありますが、2011年に全米で公開されたドキュメンタリー映画「Jiro Dreams of Sushi」の影響が大きいと言われています。

　今回、「ミシュランガイド東京　2020年版」に掲載されなかった理由は、「人気が高じて、一般予約ができなくなったことから、"掲載対象外"になった」とミシュラン社は説明しています。実際、多くの記事は、「次郎さんの腕が落ちた訳ではない」や「寿司の味が落ちた訳ではない」と次郎さんが原因ではないとの論調が多いようです。

　ここ数年、ミシュランの星について、注目度を上げる

いくつかの事例がありました。2017年には10年以上にわたり「三つ星」を維持してきた有名なフランス人シェフが、「星を維持する重圧はもう御免だ」とミシュランの星を辞退したことや、ミシュラン三つ星の有名シェフがランク落ちを危惧して自ら命を絶ったことなどが挙げられます。これらの事例は、料理業界において、ミシュランの評価が余りにも偏重されているとの批判を生むことになっています。

　私の拙い経験では、星の数と私の味覚の評価が一致しない店もあります。これからも、ミシュランの星を獲得したシェフの卓越した料理を味わって、自分なりのミシュランガイドに対する評価を続けていくつもりです。そのため、予約をすることができなくなった有名人気店は、"双六の上がり"のように、三つ星を規定の回数を獲得した際には、"殿堂入り"と評価して、ミシュランガイドの星の評価の対象外にするのも良いのではないでしょうか！

　これにより、シェフはプレッシャーから解放されて独創的な料理を生む余裕が生まれ、我々のような客にとっ

ては、ミシュランガイド掲載店の予約が少しでも取りやすくなるのかもしれません。

　（2019年12月）

統合型リゾート（IR）とギャンブル依存症

　安倍晋三政権が積極的に進めている統合型リゾート（Integrated Resort：IR）とは、国際会議場・展示場などの施設、ホテル、商業施設、レストラン、映画館・劇場、アミューズメントパーク、スポーツ施設、温浴施設などが一体となった複合観光集客施設ですが、わが国においては、地方自治体の申請によりカジノの併設を認める区域が指定されて設置されることになっています。そのため、2016年12月15日に「特定複合観光施設区域の整備の推進に関する法律」（IR推進法）が成立して、カジノの法制度化への道が開かれることになりました。

　かつて、美濃部亮吉・元東京都知事（第6・7・8代）が政治公約として公営競技廃止を前面に押し出し、都知事就任後に公約実行として、東京都が行っていた競輪・地方競馬・競艇・オートレースと全ての公営競技事業か

ら撤退したことが思い出されます。地方自治体にとっては、戦後復興財政を支える収益事業として出発した公営競技でしたが、鉄火場のような問題も多く、レジャーの多様化や経済状況の変化に伴って赤字を計上するようになると、途端にお荷物扱いされる経緯をとった事は教訓として忘れてはなりません。今後、カジノを含むIR事業が同様な経過を辿ることがないように、十分な議論が必要と考えます。

　そんな中で、2020年1月には、カジノを含むIR事業を巡って、IR担当の副大臣を務めていた秋元司・衆議院議員が中国企業との汚職事件において収賄容疑で逮捕され、国会議員の5人が現金を受け取ったと報道される事態となり、社会問題となっています。

　このカジノを含むIRの設置に対しては、利点と懸念が想定されます。利点としては、国内外からの観光客の誘致、そして、カジノ税収入などによる新規財源の創出と財政健全化が期待されています。一方、懸念されることは、カジノ解禁によるギャンブル依存症問題や治安の悪化が挙げられています。

現在、日本のギャンブル問題の中心は、パチンコとパチスロですが、両者とも公式には、パチンコ店・景品交換所・問屋による「3店方式」がとられているために“ギャンブル”とみなされてはいません。また、競馬・競輪・競艇・オートレースも「公営競技」と呼んで、“ギャンブル”と呼ばないできたのが日本社会の現状です。

　2020年1月10日厚生労働省は、カジノを含むIRがギャンブル依存症の増加につながるとの懸念から、その設置をめぐり、同省の諮問機関である中央社会保険医療協議会において、ギャンブル依存症の治療を4月から公的医療保険の適応対象とする方針を示しました。

　2018年に成立したギャンブル等依存症対策基本法においては、「依存症とは、ギャンブル等にのめり込むことにより日常生活または社会生活に支障が生じている状態」と定義されており、依存症からの脱却につなげる集団治療などが保険適用になるようです。

　このように、パチンコ・パチスロ・競馬・競輪・競艇・オートレースなど「ギャンブル」であるものが、偽

装された形で継続してきましたが、今回の"カジノ"問題が出てきたことから、"ギャンブル"という言葉が日の目を見ることになったことは、ある意味良かったのかもしれません。

　ギャンブルは時代を問わず多様に存在しており、ローマ帝国の皇帝ネロはサイコロを使ったギャンブルに大金を賭け続けたとされています。長い間、ギャンブルへの依存は、意志薄弱者による身勝手な行動であり、社会規範に反する逸脱行為と考えられてきました。ところが、1972年に米国のオハイオ州で世界で最初の入院治療が行われると、1977年には世界保健機関（WHO）により依存症の1つに分類されて、1970年代以降はギャンブルへの依存を精神疾患として認識することが広がりました。

　数年前、厚生労働省はギャンブル依存症の疑いのある人は、全国に70万人存在するとの推計を示しました。1ヶ月の賭け金は平均5.8万円で、8割がパチンコ・パチスロに最も賭けていました。

　カジノを含むIRの功罪と、どれほどのインバウンドの集客につながるのかを議論する前に、目の前に存在す

るギャンブル依存症の対策に早急に着手すべきであると
考えます。

（2020年1月）

狙い撃ち

　「日本学術会議」の新会員をめぐり、8月に会議が推薦した新会員候補105人のうち6人の任命を、菅義偉内閣総理大臣が拒否しました。このことは、憲法が保障する「学問の自由」が問われる問題に発展しつつあります。

　学術会議が推薦した人を、首相が拒否することは過去には一度もなく、1983年当時の中曽根康弘首相は、「政府が行うのは形式的任命にすぎず、学問の自由独立はあくまで保障される」と答弁しています。

　今回、野党はヒアリングで、菅政権が6人を排除した意図について学術会議を所管する内閣府の幹部らを追及して、"2年前に内閣法制局と首相の任命権に関する過去の政府答弁について協議した"事実を明らかにしました。朝日新聞の取材に対して、法制局幹部は2018年11月に、"学術会議から推薦された人を必ず任命する義務は

ない"ことを確認する文書を内閣府が示し、これを了承したことを認めました。これにより、安倍晋三政権が2年前から、任命拒否できるか検討を進めてきたことが、菅政権で実行に移された形になりました。

　日本学術会議は、（ホームページによると）科学が文化国家の基礎であるという確信の下、行政、産業及び国民生活に科学を反映、浸透させることを目的として1949年1月、内閣総理大臣の所轄の下、政府から独立して職務を行う「特別の機関」として設立されました。職務は、以下の2つです。

　①科学に関する重要事項を審議し、その実現を図ること。
　②科学に関する研究の連絡を図り、その能率を向上させること。

　同会議は、我が国の人文・社会科学、生命科学、理学・工学の全分野の約87万人の科学者を内外に代表する機関であり、210人の会員と約2000人の連携会員によって職務が担われています。そのため、「学者の国会」とも言われます。同会議の役割は、主に以下の4つです。

①政府に対する政策提言

②国際的な活動

③科学者間ネットワークの構築

④科学の役割についての世論啓発

　日本学術会議は、第2次世界大戦に科学が協力したことを反省して設立された経緯があり、科学が軍事研究をすることには一貫して否定的な立場を取り、1950年と1967年に「戦争を目的とする科学の研究は絶対にこれを行わない」との声明を発表し、2017年の安倍政権下には、「過去2回の声明を継承する」との声明を改めて出しています。歴史的には、国の運命を左右する核兵器開発等において、学問と政権の間の距離が接近することがありました。学問・科学が、ときの政権に接近しすぎると、長期的には学問的な信用を喪失してしまう危惧が伴う可能性があり、会議の声明はこれらを考慮したためと考えられます。

　我が国は、民主主義国家である以上、政権交代は必ずいつかは起きるものです。そのためにも学問が権力側と

の間に一定の距離を保つことは大事なことです。学問の
自由を確保することは、知性と良識を形成することになり、社会秩序、文化そして経済活動にとって重要なことです。

　今回の6人の任命除外の決定に、自民党の船田元・元経済企画庁長官は自身のメールマガジンの中で、「任命されなかった6人の共通点として、組織犯罪処罰法や平和安全法制、特定秘密保護法などの国の重要政策に反対の意思表示を行った」と指摘した上で、「"任命拒否の背景が透けて見えて、反対するとこういうことになる"と抑制効果を狙ったものとしか思えない」と述べています。

　また、テレビのコメンテーターが、「大学が、任命拒否された教授が所属するために、交付金が減額されるのではないか、と心配している」、「大学の学生が拒否された教授のゼミを取ることは、就職の際にマイナスにならないか、と心配している」などの影響が現れていることを指摘していましたが、今回の騒動の社会的波及の大きさに、驚かされました。

　今回の日本学術会議の新会員の任命拒否は、政治が学問への介入を強化する流れの延長線上にある問題と考えられ、政権にとって不都合な人たちを"狙い撃ち"にすることにより、「御用学者を生み出していく狙い」が十分に感じられます。

（2020年10月）

著者紹介

鈴木　亨（すずき　さとる）

昭和55年　新潟大学医学部卒業
　　63年　新潟大学文部教官・助手（医学部第2内科講座）
平成 2年　医学博士取得
　　 7年　福井医科大学医学部・助教授（腎臓内科・臨床検査医
　　　　　学講座）
　　　　　新潟大学医学部　非常勤講師
　　　　　滋賀医科大学医学部　非常勤講師
　　14年　鈴木クリニック開設・院長
　　28年　フクイカントリークラブ理事

（所属学会）

昭和63年　日本内科学会認定内科医

平成　3年　日本腎臓学会認定専門医

　　　4年　日本腎臓学会学術評議員

　　　5年　日本透析医学会認定専門医

　　　7年　日本血栓止血学会評議員

　　　25年　日本腎臓学会評議員

令和元年　日本腎臓学会　功労会員

（研究助成の取得）

（IgA腎症の発症の病因解明に関する研究に対して）

平成7年度　財団法人黒住医学研究振興財団　研究助成費

平成9年度　日本医師会　医学研究助成費

　　　　　　新潟大学医学部学士会　医学研究助成金

文部(科学)省科学研究費補助金

平成元年度　奨励研究（A）

平成 6〜11年度　基礎研究（C）

平成12・13年度　基盤研究C2

厚生科学研究費補助金（特定疾患対策研究事業）

平成13年度　特定疾患の微生物学的原因究明に関する研究班（班員）

（著書）

①IgA腎症とパラインフルエンザ菌：私のIgA腎症研究史（東京
　図書出版会）（2007年）

②IgA腎症の発症機序：ヘモフィルス・パラインフルエンザ菌体
　外膜抗原と扁桃（総合医学社）（2015年）

③ドラ先生の独り言（青山ライフ出版）（2015年）

④続・ドラ先生の独り言（青山ライフ出版）（2019年）

（趣味）

ゴルフ

（フクイカントリークラブ理事)

続々・ドラ先生
の独り言

著　者　鈴木　亨
発行日　2021 年 4 月 3 日

発行者　高橋　範夫
発行所　青山ライフ出版株式会社
　　　　〒 108-0014　東京都港区芝 5-13-11 第 2 二葉ビル 401
　　　　TEL　03-6683-8252　FAX　03-6683-8270
　　　　http://aoyamalife.co.jp info@aoyamalife.co.jp
発売元　株式会社星雲社（共同出版社・流通責任出版社）
　　　　〒 112-0005　東京都文京区水道 1-3-30
　　　　TEL　03-3868-3275　FAX　03-3868-6588

装幀 / イラスト　本澤 由佳
印刷 / 製本　モリモト印刷株式会社